AF565291

Jörg M. Scharff

Psychoanalyse und Zwischenleiblichkeit

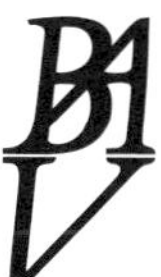

In der Zwischenleiblichkeit sind wir mit unserem Körper – bevor wir überhaupt denken – immer schon auf den Anderen bezogen, sodass der Leib in gewisser Weise alles ist und an der Konstitution aller Phänomene beteiligt ist. Welche Bedeutung kommt dann dieser Dimension des Zwischenleiblichen in der psychotherapeutischen Situation zu? Wird doch oft das, was uns unmittelbar auf den Leib rückt, aus dem bewussten Gewahrsein herausgefiltert, weil es uns damit konfrontiert, dass das Ich eben doch nicht autonom ist. Ist es möglich, die Aufmerksamkeit für das zwischenleibliche Geschehen in der psychotherapeutischen Situation zu schulen?

Diesem ganzen Komplex widmet sich das Buch von Jörg Scharff auf innovative und fachlich-kompetente Weise.

Jörg M. Scharff, Dr. phil., Dipl.-Psych., Psychoanalytiker (DPV/IPA) in freier Praxis. Ausbildungstätigkeit bei Pro Familia, am Anna-Freud-Institut Frankfurt sowie als Dozent und Lehranalytiker am Frankfurter Psychoanalytischen Institut. Veröffentlichungen zur psychoanalytischen Theorie der Denkstörung und Perversion, zur inszenierenden Interaktion, zur psychoanalytischen Behandlungstechnik und zu den musikalischen Aspekten des psychoanalytischen Dialogs. Bei Brandes & Apsel erschienen sind: *Die leibliche Dimension in der Psychoanalyse* (2010) und *Korrespondenzen und Resonanzen. Psychoanalyse und Musik im Dialog* (2013).

Jörg M. Scharff

Psychoanalyse und Zwischenleiblichkeit

Klinisch-propädeutisches Seminar

Brandes & Apsel

Auf Wunsch informieren wir Sie regelmäßig mit unseren Katalogen Frische Bücher und Psychoanalyse-Katalog.

Wir verwenden Ihre Daten ausschließlich für die Zusendung unserer beiden Kataloge laut der EU-Datenschutzrichtlinie und dem BDS-Gesetzes.

Bitte senden Sie uns dafür eine E-Mail an info@brandes-apsel.de mit Ihrer Postadresse. Außerdem finden Sie unser Gesamtverzeichnis mit aktuellen Informationen im Internet unter: www.brandes-apsel.de sowie www.kjp-zeitschrift.de

1. Auflage 2021

DTP: Brandes & Apsel Verlag
Umschlagabbildung: August Macke, Promenade, 1913, Öl auf Pappe, 51 cm x 57 cm, Städtische Galerie im Lenbachhaus und Kunstbau München
Druck: STEGA TISAK d. o. o., Printed in Croatia
Gedruckt auf einem nach den Richtlinien des Forest Stewardship Council (FSC) zertifizierten, säurefreien, alterungsbeständigen und chlorfrei gebleichten Papier.

Bibliografische Information der Deutschen Nationalbibliothek:
Die Deutsche Nationalbibliothek verzeichnet diese Publikation in der Deutschen Nationalbibliografie; detaillierte bibliografische Daten sind im Internet über www.ddb.de abrufbar.

ISBN 978-3-95558-287-6

Inhalt

Worum geht es in diesem Buch?

In diesem praxisorientierten Buch fokussiere ich darauf, wie sich in einem speziell darauf ausgerichteten Seminar eine Aufmerksamkeitsverfassung fördern lässt, die sich für die zwischenleibliche Dimension in der therapeutischen Interaktion öffnet und diese als Gegenstand psychoanalytischer Reflexion nuancierter erfassen kann.

Vieles wird der psychoanalytischen Leserin, dem psychoanalytischen Leser nicht unbedingt neu, ja sogar vertraut vorkommen. Und selbstverständlich gibt es eine mehr oder weniger ausgeprägte natürliche Fähigkeit, sich auf vorbewusster, subliminaler Ebene des zwischenleiblichen Geschehens gewahr zu sein. Und doch ist dies etwas anderes als ein methodisch geleitetes Erspüren dieser Beziehungsdimension im Dienst psychoanalytischen Verständnisgewinns. Dazu ist es hilfreich, die Wahrnehmung zu öffnen für die leibseelischen Vorgänge in uns selbst und im Anderen. Und wie man das in einem Ausbildungsseminar bewerkstelligen kann – darum geht es in den folgenden Ausführungen.

Der dem Phänomenologen Merleau-Ponty (2003, S. 262 ff.) entliehene und in den Kontext der psychoanalytischen Situation transponierte Begriff der »*Zwischenleiblichkeit*« scheint mir am prägnantesten das Geschehen zu fassen, das unter verschiedenen Aspekten im Fokus des Seminars steht. Merleau-Ponty qualifiziert das Bewusstsein als »Sein beim Ding durch das Mittel des Leibes«, das »von der präreflexiven und präobjektiven Einheit meines Leibes getragen und unterstützt« wird (2004, S. 186). Diese ›Schicht‹ oder ›Sphäre‹ ist ohne Ich und Selbst. Die Schranke zwischen mir und dem Anderen ist nicht greifbar, es gibt eine ursprüngliche Allgemeinheit, in die wir verwickelt sind. Der »Andere und mein Leib entstehen gemeinsam aus der ursprünglichen Ekstase« (2003, S. 264 f.). »Die Anderen sind (…) da (…) zum Beispiel in der Art, wie wir mit Ihnen im Zorn oder in der Liebe in Berührung kommen. Es sind Gesichter, Gebärden, Worte, auf die wir mit unseren Blicken, Gebärden und Worten antworten, ohne ein Denken dazwischenzusetzen. (...) jeder trägt die Anderen in sich und wird durch sie in seinem Leib bestätigt.« (2003, S. 274)

Als »*propädeutisch*« klassifiziere ich dieses Seminar, sehe ich darin doch eine erste orientierende, zugleich grundlegende Einführung in das Verständnis der psychoanalytischen Situation als einer leib-seelischen Interaktion. Damit einher geht die Vermittlung wichtiger Grundkenntnisse der Psychoanalyse sowohl in behandlungspraktischer als auch in theoretischer Hinsicht.

Im Herzstück dieses Buches lasse ich die Leserinnen und den Leser an denjenigen Erfahrungen teilnehmen, die ich im Verlauf einer Reihe von Seminaren zur Zwischenleiblichkeit gemacht und sorgfältig protokolliert habe. Die Teilnehmer waren zumeist junge Kollegen und Kolleginnen, die sich in Psychoanalyse, tiefenpsychologischer Psychotherapie oder Kinder- und Jugendlichen-Psychotherapie ausbilden ließen. Einige Seminare fanden aber auch auf Tagungen mit bereits ausgebildeten Psychotherapeuten und Psychotherapeutinnen statt.

Die Zusammenfassung der wichtigsten Ergebnisse dient sodann als Basis für meine pädagogische Empfehlung, diesen Seminartypus in die ersten praktischen Semester des Ausbildungscurriculums zu integrieren. Ich hoffe, dass es an den psychoanalytischen Instituten und den Universitäten im Kreis der ausbildenden Kolleginnen und Kollegen einige gibt, die sich durch dieses Buch und den beschriebenen Seminartypus angesprochen fühlen und Lust haben, in diesem Experimentierfeld gemeinsam mit ihren Ausbildungsteilnehmern und Ausbildungsteilnehmerinnen Erfahrungen zu machen. Ich glaube, dass sich der Versuch lohnen und es für alle Beteiligte eine interessante, praktische Einsichten vermittelnde, leibnahe und höchst lebendige Lernerfahrung sein wird.

Darüber hinaus hoffe ich auch, dass die differenzierte Beschreibung und Interpretation des Verlaufes der Seminare ganz allgemein bei psychoanalytischen Leserinnen und Lesern eine interessierte Freude am Mitvollzug des stets so spannenden Geschehens auslöst und im Weiteren dann auch bei der eigenen praktischen Tätigkeit eine bewusstere Wahrnehmung für die Dimension des Zwischenleiblichen, der gestisch-mimetischen Einwirkung aufeinander mit ihren vielen Nuancierungen fördert.

Es ist schwer auszumachen, welche Lektüre einen prägenden Einfluss auf das hier behandelte Thema gehabt hat. Zu zahlreich sind die Quellen, aus denen man schöpft und von denen man inspiriert ist. So kann ich stellvertretend nur einige Psychoanalytiker und Psychoanalytikerinnen erwähnen, von denen mir bewusst ist, dass ich ihnen wichtige Anregungen verdanke und mit denen ich in einer Art fortwährendem innerem Dialog stehe. Da sind natürlich zunächst die vielen Äußerungen Freuds, in denen er sich auf das Leibliche bezieht - allen voran der vielzitierte Satz: »Das Ich ist vor allem ein körperliches« (Freud 1923b, S. 253; s. a. Scharff 2010, S. 10 ff.). Ich habe mich auch gerne in die Fallvignetten von Stefano Bolognini vertieft, die für mich stets eine erfrischende, klinische Unmittelbarkeit und szenische Präsenz vermittelten (s. z. B. Bolognini 2003, 2007). Und auch wenn Antonino Ferro von der Narratologie herkommt, spricht mich sein Denken an, insoweit es sich um ›plots‹ organisiert (s. z. B. Ferro 2009).

Sicher hat mich aber auch meine psychoanalytische Sozialisation in Frankfurt geprägt, wo bis heute das *szenische Verstehen* in seiner klinischen Anwendung durch Hermann Argelander hoch im Kurs steht (vgl. Argelander 1970a, b). Praktisch wurde mir diese Weise des Umgangs mit analytischem Fallmaterial und dem Verlauf der Stunde in den Seminaren zur Fokaltherapie bei Rolf Klüwer vermittelt (vgl. Klüwer 2009). Letzterem gelang es in einer oft genialen Weise, zunächst disparat erscheinendes Material am Schluss auf eine stimmige Formel zu bringen.

Für meine Motivation und spezifische Ausarbeitung dieses Themas wird ebenfalls eine Rolle spielen, dass ich auch Erfahrungen in körpertherapeutischen Settings gesammelt habe, die analytisch bereits Gewusstes bzw. Geahntes in eindrucksvoller Weise leiblich vertiefen (s. z. B. Moser und Pesso 1991). Und schließlich spiele ich mit großer Freude als Hobbymusiker in verschiedenen Gruppierungen, was mein Ohr für die musikalisch-stimmlichen Aspekte des aktuellen Miteinanders schärft.

Ich erinnere mich weiter an eine 2018 vom Freiburg Institute for Advanced Studies (FRIAS) organisierte Tagung zu »Rhythmus und Klang in Therapie und performativen Praktiken«, an der ich teilgenommen hatte. Ich sah dort Videosequenzen, in denen die Interaktion der Protagonisten in nur Sekunden dauernde Minisequenzen heruntergebrochen war, die zudem noch in Zeitlupe vorgeführt wurden. Es war unglaublich beeindruckend zu erleben, was in Sekundenbruchteilen an Abstimmungen, Fehlern und Korrekturen geschieht. Ich fuhr sehr angeregt wieder nach Frankfurt zurück, nahm allerdings die Frage mit: Wie gelingt es uns in der analytischen Stunde – wo wir es bei der bewussten Wahrnehmung ja mit längeren Zeitabschnitten zu tun haben –, ein geschulteres Gespür für eben solche Prozesse des ›Match und Mismatch‹ zu entwickeln (vgl. Stern 2005, S. 164 f.)? Hier geht es um Zeiteinheiten, die in etwa den ›Einstellungen‹ im Film entsprechen, die sich zu einer ›Sequenz‹ oder ›Szene‹ aneinanderreihen (vgl. Stern 2011, S. 123).

Ein Kernstück des Seminars ist das *klinische Rollenspiel* – hier in einem eng umschriebenen Kontext. Im geschützten Übergangsraum des Spiels geht es darum, prototypische Minisequenzen in der Rolle eines virtuellen Patienten oder Analytikers performativ in Szene zu setzen.

Für Psychoanalytikerinnen und Psychoanalytiker ist es wohl erst einmal fremd, wenn nicht sogar befremdend, dass hier im Kontext der psychoanalytischen Ausbildung plötzlich das ›Rollenspiel‹ auftaucht, das man gewöhnlich doch in der Schule des Psychodramas bzw. Gestalt- oder körpertherapeutischer Settings verortet. Wie erwähnt, wird das Rollenspiel hier im Setting eines sehr spezifischen, eng definierten Arbeitsauftrages verwandt, dessen Akzent nicht auf der therapeutischen Selbsterfahrung liegt. Zugleich wird sich zeigen, dass die *leibhafte Inszenierung* prototypischer Minisequenzen allen Beteiligten eine lebendige Lernerfahrung ›vor Ort‹ vermittelt, die einen hohen Evidenzcharakter besitzt.

Im Seminar realisiert sich eine gemeinsame klinische Feldforschung. Jeder Teilnehmer erstellt im Anschluss an die Performanz einer Minisequenz zunächst für sich eine sorgsame Notiz dessen, was er bei sich und den anderen beobachtet hat, und ist dabei angehalten, sich locker-assoziativ seinen Einfällen zu überlassen. Die Mitteilung dieser Beobachtungen in der Gruppe, die wiederum ich sehr sorgfältig protokolliere, ist dann der nächste

Schritt. Darauf baut dann eine *Gruppendiskussion* auf, die keinen strukturierenden Vorgaben folgt. Auch diesen Arbeitsprozess protokolliere ich sorgfältig. Er zeitigt je nach Ausführung und Verarbeitung der Minisequenzen ganz unterschiedliche Ergebnisse. Oft genug schält sich etwas heraus, das von allgemeiner Bedeutung erscheint. Die Resultate werden in meinen Protokollen ebenfalls festgehalten.

Da unsere Erkenntnisse das Endprodukt eines lebendigen Vor-Ort-Geschehens sind, folgt das, was hier im klinischen oder theoretischen Bereich festgehalten wird, natürlich keiner strengen Systematik. Es ist Theorie, die sich uns im Voranschreiten anbietet und nie der Weisheit letzter Schluss. Auch finden manche der theoretischen Begriffe, die in der gemeinsamen Aufarbeitung zum Verständnis der Phänomene herangezogen werden, ihre ganz ›private‹ Adaptation im Kontext unserer je aktuellen Verständnisversuche (vgl. Sandler 1983, S. 583 f.; Bohleber 2007, S. 998 f.). Was allgemein die zitierte Literatur angeht, so mochte mein Buch von 2010 noch eine gewisse Vollständigkeit in den Verweisen auf die relevanten Veröffentlichungen enthalten. Dies ist bei meinen jetzigen Ausführungen keineswegs der Fall. Die Auswahl verdankt sich viel mehr der Kontingenz, also dem, worauf ich in den letzten Jahren durch persönliche Gespräche mit Kollegen und spontanen Anlässen folgende umgrenzte Literaturausflüge gestoßen bin.

So manch Gelesenes gebe ich wörtlich wieder, weil ich es selber nicht besser sagen könnte und auch den ganz persönichen Schreibstil meiner Kollegen würdigen möchte. Auch wenn es den Lesefluss vielleicht ein wenig hemmt – es entsteht dadurch eine von mir durchaus gewollte Vielstimmigkeit. Ich möchte mich gleich bei all den Autoren entschuldigen, die in diesem Buch nicht die verdiente Erwähnung finden. Im Mittelpunkt meiner Ausführungen stehen die Berichte und die Reflexionen über die szenische Aufführungspraxis im Seminar – nicht aber eine umfassende Literaturrecherche. Manch einen Aufsatz habe ich erst nach den Erfahrungen in meinem Seminar detaillierter zur Kenntnis genommen und war überrascht über die Bezüge, die sich herstellen ließen.

Neben den Büchern von Daniel Stern zum ›Gegenwartsmoment‹ (2005) und zu den ›Ausdrucksformen der Vitalität‹ (2011) möchte ich jedoch ausdrücklich den Phänomenologen Bernhard Waldenfels erwähnen, mit dem ich mich in den letzten Jahren über Seminare, Vorlesungen und die Lektüre insbesondere seiner Schriften ›Das leibliche Selbst‹ (2000) und ›Erfahrung, die zur Sprache drängt‹ (2019) im inneren und äußeren Dialog befand und dem ich sehr viele Anregungen und vertiefende Orientierungen verdanke. Ich bin mir dessen bewusst, dass Erkenntnisse aus den Nachbarwissenschaften nicht einfach in unser Theoriegebäude transferiert werden können (vgl. Bohleber 2018, S. 725 f.; Kobylinska-Dehe 2019, S. 527). Aber gerade deswegen: Ich hoffe, dass es auch psychoanalytische Leser und Leserinnen bereichert, wenn ihnen das Geschehen, das wir gewohnt sind, in psychoanalytischen Begriffen zu beschreiben, auch einmal aus anderer Sichtweise und Konzeptualisierung – der der phänomenologischen Philosophie – aufgeschlossen wird.

All den Teilnehmerinnen und Teilnehmern, die an unterschiedlichen Orten die Seminare mit ihren Beiträgen so lebendig gemacht haben, möchte ich an dieser Stelle ausdrücklich danken. Ohne ihre interessierte Bereitschaft, sich – ob nun als Protagonist oder Beobachter der Szene – dem aktuellen Geschehen zu überlassen, hätte dieses Buch nie entstehen können.

Übersicht über die einzelnen Kapitel

In Kapitel 1 *Aufmerksamkeit für die Zwischenleiblichkeit* beginne ich mit einer von T. J. Jacobs geschilderten Fallsequenz. Der Stundenbericht erscheint mir besonders geeignet, um den Leserinnen und dem Leser einen anschaulichen ersten Eindruck am konkreten klinischen Fall davon zu vermitteln, worum es mir geht, wenn ich auf die Aufmerksamkeit für das zwischenleibliche Geschehen fokussiere.

In Kapitel 2 *Die Zwischenleiblichkeit in der analytischen Situation* erläutere ich weiter den von Merleau-Ponty stammenden Begriff der ›Zwischenleiblichkeit‹ und verweise kurz auf Unterschiede und sich überschneidende Felder im Bezug zur psychoanalytischen Theorie und Behandlungspraxis. Es wird, im Hinblick auf einige ausgewählte Aspekte, nun auf allgemeinerer Ebene die Bedeutung der zwischenleiblichen Dimension in der klinischen Situation skizziert.

In Kapitel 3 *Das Seminar* gebe ich eine Begründung für den spezifischen Aufbau des Seminars, das vermittels des Rollenspiels virtueller Minisequenzen die Selbst- und Fremdwahrnehmung im Bereich der zwischenleiblichen Interaktion schult.

In Kapitel 4 *Beispiele für mögliche Rollenspiele* zeige ich anhand der Auswahl einiger Beispiele, welche Interaktionssequenzen sich im Rollenspiel gestalten lassen.

In Kapite 5 *Detaillierte Anweisungen zum Ablauf des Rollenspiels* werden die für das Seminar grundlegenden, zum Teil sehr ins Einzelne gehenden Settingvorgaben erläutert.

In Kapitel 6 *Ausgewählte Rollenspielsequenzen in ihrem konkreten Verlauf* bekommen die Leserinnen und Leser die Gelegenheit, anhand genauer Protokolle einiger Seminarverläufe nachzuvollziehen, wie sich die Arbeit in der ›Forschungsgruppe‹ konkret gestaltet. Die Berichte bilden insofern ein Herzstück dieses Buches, weil hier nachgezeichnet wird, auf welcher Erfahrungsbasis die Erkenntnisse im Seminar beruhen.

In Kapitel 7 *Ergebnisse* wird in theoretischer wie in praktischer Hinsicht eingehend dargelegt, worin das Spezifische der im Seminar gebotenen Erkenntnismöglichkeiten liegt und wie sich darüber die Aufmerksamkeit für das zwischenleibliche Geschehen in der psychoanalytischen Situation erweitert. Auf mögliche Modifikationen und Grenzen der Seminargestaltung wird hingewiesen.

In Kapitel 8 *Konsequenzen* fasse ich noch einmal das mir Wichtigste zusammen.

In Kapitel 9 *Anhang: Auswahl möglicher Vorgaben* sind beispielhaft diverse Bausteine für weitere Rollenspielsequenzen aufgeführt. Dies soll dem Seminarleiter, der Seminarleiterin nur eine Anregung dafür geben, einen eigenen Set von Minisequenzen als mögliche Vorgaben zu entwerfen.

1. Aufmerksamkeit für die Zwischenleiblichkeit

Ich beginne mit einem Stundenbeispiel, über das uns Jacobs (1994, S. 749 ff.) berichtet. Hier zeigt der Analytiker[1] jene Aufmerksamkeitseinstellung, um deren Schulung es in diesem Buch gehen wird.[2]

> Jacobs hatte einen Patienten in Analyse, dessen passiv-homoerotische Wünsche gut verborgen waren hinter einem endlosen Strom bissiger Kritik. Die insbesondere auf die Kollegen an seinem Arbeitsplatz verschobene negative Übertragung wurde verstanden als ein Schutz vor erotischen Gefühlen seinem älteren Bruder gegenüber, mit dem es missbräuchliche Erfahrungen gegeben hatte. Entsprechende taktvolle und wiederholte Übertragungsdeutungen hatten wenig Wirkung, bis darauf, dass der Patient die Kommentare des Analytikers schon vorwegnahm und sich darüber lustig machte. In einer Stunde verspottete der Patient wieder einmal einen Kollegen, wobei es in diesem Fall klar schien, dass die Wut eine verschobene Reaktion auf einen kurzen Urlaub war, den der Analytiker gemacht hatte. Etwas jedoch ließ den Analytiker mit seiner Deutung warten. Es war die Stimme und die Art und Weise, wie der Patient sprach. Er sagte zwar die üblichen Dinge in seinem gewohnt ätzenden Ton, doch schien etwas wie routiniert, als würde er sich seinen Text noch einmal vorsagen wie ein Schauspieler, der zerstreut ist, weil er innerlich mit seiner Gehaltsabrechnung beschäftigt ist. In Momenten der Stille drehte der Patient seinen Kopf in Richtung des Analytikers und schien auf irgendetwas zu hören. Aber auf was?
>
> Nun tauchte im Analytiker eine Jahrzehnte zurückliegende Erinnerung an eine eigene Angst vor Verführung durch einen charismatischen Sportgruppenleiter auf, über den es homosexuelle Gerüchte über Kontakte mit Jungen gegeben hatte. Dieser saß während einer U-Bahnfahrt direkt

1 Im Folgenden spreche ich vom Analytiker, Therapeuten, Leser, Teilnehmer usw. in einer geschlechtsübergreifenden Form.

2 Dieses Beispiel habe ich ebenfalls in meinen Ausführungen zur ›leiblichen Dimension in der Psychoanalyse‹ (Scharff 2010, S. 102 ff.) an den Anfang meiner Erörterungen gestellt.

neben ihm und fuhr sich mit den Fingern über Knie und Oberschenkel, was von einem kaum wahrnehmbaren Geräusch begleitet war. Erschrocken, aber die Unterhaltung fortsetzend und vorgebend, als sei nichts geschehen, rückte Jacobs damals auf Distanz zu seinem Idol.

Jacobs kommentiert nun, dass das, was in Gestalt der Jugenderinnerung an die Oberfläche seines Bewusstseins trat, das vorbewusste Gewahrsein dessen spiegelte, was unmittelbar in der analytischen Stunde passierte. Er hatte in der Nacht zuvor wenig geschlafen und war zur Zeit dieser Abendstunde müde. Er hatte Mühe, still zu sitzen und sich deshalb öfter bewegt und dabei an der Stuhllehne Geräusche produziert. Das tat er zwar ruhig, aber nicht so ruhig, dass sein Patient nicht seine Bewegungen gemerkt hätte. Genauso wie damals der Sportgruppenleiter in ihm Angst provoziert hatte, so terrorisierten nun seine, des Analytikers Geräusche den Patienten – aus den gleichen Gründen. Den sexuellen Annäherungen des Bruders ging ein leichtes Rascheln der Betttücher voraus, gefolgt von einem leichten streichelnden Geräusch, wenn der Bruder seinen Penis berührte, bevor er sich in Richtung des Patienten in Bewegung setzte. Davon hatte der Patient im Erstinterview erzählt, es in den weiteren Sitzungen aber nie mehr erwähnt. Jacobs mutmaßt, dass er sich auf der Basis dessen, was der Patient über die Bettszenen mit seinem Bruder erzählt hatte, wohl dessen gewahr war, was gerade vorging; doch erst nachdem die Erinnerung an etwas aus der eigenen Erfahrung aufgetaucht war, konnte dieses latente Gewahrsein ins Bewusstsein treten. Bis dahin hatte er nicht auf die kleinen und scheinbar folgenlosen Geräusche fokussiert, die er machte. Nun, sich dessen bewusst, lenkte der Analytiker die Aufmerksamkeit seines Patienten auf dessen Überwachsamkeit angesichts dieser kaum wahrnehmbaren Geräusche. Zum ersten Mal wurde dem Patienten seine Angst vor dem Analytiker jetzt real erlebbar und konnte in überzeugender Weise auf die ängstigenden Erfahrungen mit seinem Bruder bezogen werden, die an der Wurzel seiner homosexuellen Befürchtungen lagen.

Jacobs (ebd., S. 752, Übers. J. S.) kommentiert abschließend:

»Obwohl meine vorigen Übertragungsdeutungen von der Hier-und-Jetzt-Beziehung zwischen dem Patient und mir handelten und auf dieser Ebene korrekt genug waren, fokussierten sie nicht auf diese feinen, unmittelbaren und spezifischen Transaktionen zwischen uns (…). Es wurde (…) die Welt der Metakommunikation übersehen und die Bedeutungen, die sie enthielten, Bedeutungen, die sich nicht über die Worte vermittelten, sondern durch kleinste Bewegungen, und die kleinsten Geräusche.«

Diese kleine Sequenz lässt uns den Patienten und seinen Analytiker in der analytischen Situation erleben – wie sie nicht nur miteinander reden, sondern, während sie dies tun, gleichzeitig leibhaft aufeinander einwirken. Und so achtet der Analytiker nicht nur auf die inhaltlichen Bedeutungen dessen, was er und sein Patient im verbalen Dialog miteinander austauschen:

- Bei den »Bedeutungen, die sich nicht über die Worte vermittelten« (ebd. S. 751), achtet er neben dem inhaltlich Gesprochenen auch auf die *stimmliche Artikulation*, das *WIE des Sprechens und die sich darüber vermittelnden leibhaften Eindrücke.* Er nimmt in diesem Fall eine kleine, signifikante Veränderung in der Ausdrucksweise seines Patienten wahr, als sei der nicht ganz bei der Sache. Diese Wahrnehmung lässt ihn zögern, auf die Wut zu fokussieren und eine zunächst naheliegende Deutung zu geben, die sich auf die Frustration angesichts seines Kurzurlaubes bezogen hätte. Es kommt zu einem Innehalten in einer *verkörperten gleichschwebenden Aufmerksamkeit*, die ihn auch im weiteren Verlauf der Stunde davon abhält, eine gemeinsame Wahrnehmung dessen, was sich auf unbewusster Ebene aktuell zu formieren versuchte, durch eine klischeehafte Abwesenheitsdeutung zuzudecken.
- Die gleichschwebende Aufmerksamkeit des Analytikers bezieht dabei auch die *visuelle Ebene, das gestische Ausdrucksgebaren* ein: Er beobachtet eine Seitwärtsbewegung des Kopfes, als wolle der Patient auf irgendetwas hören.
- Dem sinnlich Wahrgenommenen gibt der Analytiker auf der Suche nach dessen Bedeutung nun Raum zu einer *Resonanz auch im eigenen Leiberleben*: Es taucht als Folge dieser leibbezogenen Rêverie eine eigene, mit homosexuellen Befürchtungen verknüpfte Jugenderinnerung wieder auf, die für das weitere Verständnis der aktuellen Situation und ihrer Hintergründe eine Schlüsselrolle bekommt.
- Zugleich verbindet sich dies mit einem *Gewahrsein der mo-*

> *mentanen eigenen leiblichen Verfassung* (»müde«) und einem plötzlichen *Bewusstwerden der eigenen leibhaften Äußerungen* in dieser Stunde, die als leise Bewegungsgeräusche der Stuhlkante auf den Patienten eingewirkt haben. Was die Übertragung über lange Zeit konfigurierte, wird im aktuellen Erleben und Benennen der gemeinsam hergestellten »Inszenierung« (vgl. Pflichthofer 2008a, S. 50) nun für beide Beteiligte als psychische Wirklichkeit erkennbar. Patient und Analytiker führen nicht mehr eine Konversation über etwas, sondern das, worum es unbewusst geht, bekommt *Präsenzcharakter*, wird in seiner Wirksamkeit unmittelbar körperlich erfahrbar und wird zu einer in der psychoanalytischen Situation gewonnenen überzeugenden Erkenntnis: hier die unbewussten Ängste eines Mannes vor der missbräuchlichen Annäherung eines anderen Mannes.

Das Beispiel vermittelt überzeugend, welche große Bedeutung der Erfassung der aktuellen zwischenleiblichen Beziehung sowohl in der Entwicklung analytischen Verstehens als auch beim Einsichtsgewinn seitens des Patienten zukommt.
Zusammengefasst manifestiert sich das Gespür des Analytikers für die Bedeutung der zwischenleiblichen Dimension in der analytischen Situation in Folgendem:

1. Im Gewahrsein der eigenen aktuellen leiblichen Befindlichkeit.
2. Im Hineinhören in den musikalischen Aspekt der sprachlichen Äußerungen des Patienten (Ton, Rhythmus, Artikulation, »Sound« usw.).
3. Im visuellen Bereich: Achten auf die ›Sprache des Leibes‹ mit seiner Gestik, Mimik, dem Gesamt seiner Bewegungs-Aura.
4. Im Gewahrwerden der eigenen leiblichen Gegenübertragungsreaktionen mit Einschluss leibbezogener Rêverie.
5. Im Gewahrwerden der eigenen leiblichen Einwirkung auf den Patienten.

2. Zur Zwischenleiblichkeit in der analytischen Situation

Zur ›Zwischenleiblichkeit‹, die einem Ich und einem Du vorausgeht, führt Kobylinska-Dehe (2019, S. 524 f.) zusammenfassend aus, wie sich in der Phänomenologie erst aus einer primären Sozialität Subjekte und Objekte heraus konturieren. In der Kommunikation bildet sich das Vorsprachliche im Sprachlichen, das Entzogene im Gegenwärtigen, das Semantische im Leiblichen ab. »Merleau-Ponty hat (…) auf den sinnstiftenden, besetzenden und weltöffnenden Charakter des Leibes hingewiesen. Im Medium des Leibes entfalten sich das Selbst und die Mitwelt zugleich. Und, was noch wichtiger ist, die Bildung des Selbst und des Sinnes geschieht durch den Vollzug, der jeder semantischen Fassung des Sinnes (als Bezeichnung) vorausgeht.« Dementsprechend heißt es bei Waldenfels (2000, S. 210): »(…) habe ich den Leib als Medium unseres Bezuges zur Welt betrachtet; er spielt eine Rolle in der Empfindung, in der Wahrnehmung und in der Bewegung, mit der wir uns unter den Dingen und mit der wir die Dinge selber bewegen. Der Leib verankert uns in der Welt, ich bin hier und jetzt eingewöhnt in die Welt. In diesen Bereichen befindet der Leib darüber, wie eine Welt sich für uns organisiert, anordnet, artikuliert und verändert und wie wir in dieser Welt unseren Platz finden.« Finden sich hier viele Parallelen zur Psychoanalyse, so gibt es aber auch wesentliche Unterschiede. »Der Leib der Phänomenologen *erschließt* durch seine sensomotorische Austattung die Welt der Objekte, während der unbewusste Triebkörper die Welt der phantasmatischen Begehrensobjekte *besetzt*. Während der phänomenologische Leib ursprünglich ist, wird bei Freud ein Körper zum Leib erst durch die libidinöse Besetzung und die Verknüpfung mit infantilen Phantasien. Nicht die sensorische Beschaffenheit von erotischen Körperzonen macht sie bedeutsam, sondern die unbewussten Phantasien darüber (…). Aus der Sicht der Phänomenologie ist der Leib vor allem ein situierter, erfahrender und wahrnehmender. In der Freud'schen Psychoanalyse ist der Leib, oder besser gesagt: die Leibseele eine begehrende, phantasierende, und verdrängende. Das ändert sich mit der neueren Psychoanalyse, die ähnlich wie die Phänomenologie auf die sinnlich-motorische Erfahrung aufmerksam wird.« (Kobylinska-Dehe 2019, S. 527)

Für die klassische psychoanalytische Perspektive, in der sich die Besetzung mit unbewussten Fantasien an die Anlehnungsfunktion knüpft, sei hier noch einmal Dejours (2019, S. 20) zitiert: »Im Rhythmus der Reifung der verschiedenen biologischen Funktionen (...) und der verschiedenen sensorischen Funktionen steuert schrittweise jeder Teil des Körpers seinen Beitrag zu einer umfassenden Bewegung aufeinanderfolgender Anlehnungen bei, in der sich ein zweiter Körper formiert. Dieser zweite Körper (der erogene Körper) entsteht also aus dem ersten Körper (dem physiologischen Körper) auf dem Weg über eine Folge von Anlehnungen, die zugleich auch Eroberungen sind, dank derer das Kind gleichzeitig einerseits Zugang zur Sexualität findet und sich andererseits von den biologischen Determinanten seines Verhaltens emanzipiert. Die Generalisierung dieser Konstruktion des erogenen Körpers durch eine Folge von Anlehnungen an physiologische Funktionen führt schließlich zur Ausbildung einer neuen Ordnung (der erotischen Ordnung), die in gewisser Weise von der biologischen Ordnung abgeleitet ist und sie umstürzt, ein Prozess, den man wohl mit Recht als eine wahrhafte ›libidinöse Subversion der physiologischen Funktionen‹ bezeichnen darf.«

Führen wir beide Perspektiven zusammen, so gilt: »Zur Leiblichkeit gehört von vornherein eine Zwischenleiblichkeit in dem Sinne, dass der eigene Leib auf die Anderen bezogen ist.« (Waldenfels 2000, S. 240) »Leiblich existieren heißt, dass man im Blick der Anderen und unter dem Zugriff der Anderen existiert. Mein leibliches Verhalten hat immer schon eine öffentliche Seite.« (ebd.)

Es gilt, sich dessen gewahr zu werden, wie man vom leiblichen Äußerungsgestus des Patienten in Anspruch genommen ist und darauf antwortet, wie man umgekehrt aber auch mit dem eigenen gestisch-mimetischen Ausdruck auf den Patienten einwirkt. Hier sind Patient und Analytiker vorrangig in einer präsentischen ›Geschehenslogik‹ miteinander verbunden, in der die Unmittelbarkeit zumeist subliminal ablaufender sinnlicher Wahrnehmungsprozesse die Beziehungserfahrung prägt: Diese ist ein primäres, dem erst in einem zweiten, nachträglichen Schritt ein reflektierendes Verstehen folgen kann.

»Man nimmt den Anderen wahr, indem man seine Eigenschaften durch die eigenen körperlichen Empfindungen erfährt (...).« (Ogden 1992, FN, S. 74, Übers. J. S.) Ogden (2004, S. 24) führt aus: »Nach meiner Auffassung erfordert die Entwicklung einer analytischen Sensibilität vom Analytiker zwingend, dass er seine Fähigkeit verbessert, die lebendigen Augenblicke einer analytischen Sitzung visceral zu spüren; zu hören, dass ein Wort oder ein Satz durch die Art, wie er benutzt wird, auf interessante und unerwartete Weise ›neu zum Leuchten gebracht‹ wurde (...); zu beachten, dass der Blick einer Patientin im Wartezimmer sich kokett, bedauernd oder ›erotisch‹ anfühlt; zu spüren, dass eine Nachricht auf dem Anrufbeantworter gefährlich und gleichzeitig verführerisch und geheimnisvoll klingt; körperlich zu empfinden, dass eine Periode der Stille während der Analysestunde sich anfühlt, als läge man mit einem Partner, den man viele Jahre lang geliebt hat, im Bett und empfände ihn nun wie einen Fremden.«

Er fährt fort: »Meine Bemühungen, mein Erleben in der analytischen Beziehung zu nutzen, werden durch eine ungeheure Schwierigkeit beeinträchtigt: Vieles von dem, was ich empfinde, wenn ich mit einem Analysanden zusammen bin, wenn nicht gar alles, ist zunächst kein Bestandteil meiner bewussten Wahrnehmung. Hierin zeigt sich eines der grundlegenden Paradoxe analytischer Praxis. Um analytisch arbeiten zu können, muss der Analytiker (auf möglichst umfassende Weise) in sich selbst erleben, wie es für ihn ist, mit dem Patienten zusammen zu sein, und er muss mit sich selbst ein Gespräch darüber führen; doch ungeachtet dieser Notwendigkeit ist der größte Teil dieser Erlebnisse unbewusst. Anfänglich und ziemlich lange ›*wird*‹ der Analytiker von diesen überwiegend unbewussten Empfindungen mehr ›*gelebt*‹, als dass er der Schöpfer von Gedanken, Gefühlen und Empfindungen ist, die er als seine eigenen Schöpfungen erlebt und für die er Urheberschaft beanspruchen kann.«

Wenn sich also Patient und Analytiker im analytischen Raum begegnen, dann ist die Antwort darauf, wer wen beeindruckt, von wem die Bewegung ursprünglich ausgeht, wer auf wen wirkt, in diesem Feld der Zwischenleiblichkeit nur schwer auszumachen. Es scheint sich oft eher so etwas wie eine beide umgreifende, gemeinsame Bewegungsgestalt – durchaus auch in ihrer spezifischen Konflikthaftigkeit - zu inszenieren, die von beiden Protagonisten sowohl ›geschaffen‹ als auch ›gefunden‹ wird und an der beide als Akteure wie als Ergriffene teilhaben (vgl. Winnicott 1988, S. 163 ff.). »In der Erfahrung des Dialogs konstituiert sich zwischen mir und dem Anderen ein gemeinsamer Boden, mein Denken und seines bilden ein einziges Geflecht, meine Worte wie die meines Gesprächspartners sind hervorgerufen je durch den Stand der Diskussion und zeichnen sich in ein gemeinsames Tun ein, dessen Schöpfer keiner von uns beiden ist. Das ergibt ein Sein zu zweien (...).« (Merleau-Ponty 1966, S. 406) »Durch meine Sprache und durch meinen Leib bin ich an Andere gewöhnt. (...) als inkarniertes Subjekt bin ich Anderen ausgesetzt wie übrigens Andere auch mir, und ich *identifiziere* mich mit dem, der vor mir steht und spricht. Sprechen und Zuhören, Handlung und Wahrnehmung sind für mich völlig verschiedene Tätigkeiten nur dann, wenn ich über sie nachdenke, wenn ich die ausgesprochenen Worte zerlege in ›motorische Einwirkungen‹ oder in ›Bestandteile der Artikulation‹ (...) Wenn ich zuhöre, so kann ich nicht sagen, ich habe eine auditive Perzeption von artikulierten Tönen, sondern der Diskurs spricht sich in mir aus, er spricht mich an, und ich töne wider, er hüllt mich ein und bewohnt mich bis zu dem Punkt, wo ich nicht mehr weiß, was von mir ist und was von ihm.« (Merleau-Ponty 1993, S. 41 f.; s. a. Stern 2005, S. 90)

Insofern ist es nicht übertrieben zu sagen, dass der Analytiker sich bei seiner Arbeit weniger gehört, als er vielleicht gemeinhin denkt. Er und sein Patient sind stets mittendrin, sind sich in gewisser Weise enteignet in dem, was sie gemeinsam miteinander ›tun‹. Keiner der Beteiligten ist draußen vor, auch wenn es natürlich auf beiden Seiten den Versuch gibt, den jeweils anderen durch die Brille objektivierender Festschreibung zu sehen.

So können wir im oben geschilderten Beispiel von Jacobs sehen, wie dem Analytiker seine eigene, aus der Müdigkeit stammende *Bewegungstendenz* in gewisser Weise nicht mehr einfach als Ausdruck seines Müdeseins gehört. Die als Resultat der eigenen Müdigkeit verstärkt auftretenden Bewegungen des Analytikers sind diesem insofern partiell enteignet, als sie von der unbewussten Agenda des Anderen in Anspruch genommen werden und das zwischenleibliche Beziehungsgeschehen bestimmen. In anderen Stunden bzw. mit anderen Patienten mag den damit einhergehenden Geräuschen keinerlei größere Bedeutung zugemessen werden. Hier aber sind die Bewegungsgeräusche des Analytikers seitens des Patienten mit bedrohlicher sexueller Bedeutung im ›erotischen Körper‹ (Dejours, s. o.) aufgeladen, was schließlich über die eigene leibliche Rêverie, die Jugenderinnerung des Analytikers, in seinem aktuellen Geschehenscharakter erspürt werden kann.

So banal es klingt, soll doch an dieser Stelle Erwähnung finden, dass natürlich das gesamte vom Analytiker und seinem Umfeld ausgehende Sinnesangebot auf den Patienten einwirkt und im Kontext bewusster oder unbewusster Fantasie ausgearbeitet wird. Lemma (2018, S. 189 ff.) geht in einem Kapitel ihres Buches der Frage nach, ob es nützlich sein kann, den Körper der Analytikerin als einen Bestandteil des analytischen Settings aufzufassen. »Die körperliche Erscheinung der Analytikerin und ihre Art, ihren Körper und den physischen Raum im Zimmer zu bewohnen - wie sie auf dem Stuhl sitzt, atmet, sich im Raum bewegt, kleidet usw. –, könnte man als sinnliche Kernmerkmale des Settings ansehen, die zum von der Analytikerin bereitgestellten Containment beitragen. *Wir können sagen, dass etliche Aspekte des Settings in der Tat verkörpert sind.* Unser Nicken und unsere Blicke, wenn wir die Patientin oder den Patienten grüßen, oder unsere Art, am Ende der Sitzung aufzustehen, sind Teil der Rituale und Rahmenparameter, die als ›Konstanten‹ verkörpert sind. Sie alle werden zu erwarteten Merkmalen des Settings.« (ebd., S. 194, kursiv J. S.)

Es ist nicht immer einfach nur Projektion, wenn z. B. der Patient auf meinen roten oder blauen Pullover, mein rotes oder blaues Bild an der Wand Reaktionen zeigt. »Merleau-Ponty spricht ja ausdrücklich von einer Verzauberung (*envoûtement*) der Welt durch die Sinne. Er gebraucht das Wort ›Verzauberung‹, um anzudeuten, dass Sinneserfahrung eben nicht besagt, daß ich das, was mir begegnet, in der Hand habe, daß ich bestimmten Regeln folge oder nicht; Verzauberung bedeutet, dass ich etwas tue unter dem Einfluss eines anderen, von dem ich keinen Abstand gewinne. Es geschieht etwas mit uns, man tut etwas, das man nicht in der Hand hat; in der Verzauberung ist man auf gewisse Weise außer sich, ist man nicht völlig bei Sinnen.« (Waldenfels 2000, S. 88)

So scheint das Blau wie zurückzuweichen, das Rot sich vielleicht wie ins Auge zu bohren (vgl. Waldenfels 2000, S. 82 f.; Stern 2011, S. 83). Die Sprache des Körpers beginnt nicht beim Körper, sie schließt die Dinge der Welt mit ein, auch, wie der Raum eingerichtet ist, die Möbel angeordnet sind (vgl. Waldenfels 2000, S. 235). Und sicher können sich an manche dieser Eindrücke wiederum ganz spezifische, eigene Fantasien des Patienten heften – etwa, wenn wir hören, dass ein Patient eine Vorliebe für die Blautöne in der Kleidung der Analytikerin hat. Hier war das innere Mutterbild dieses Patienten aufgrund eines frühen Verlustes verblasst, bis auf den Farbeindruck eines dunkelblauen, beschwingt getragenen Kleides. In diesem farblich getönten Aspekt seiner Mutter-Übertragung versuchte der Patient unbewusst, die verlorene frühe Mutter wiederzufinden (vgl. Christian-Widmaier (2008, S. 116 f.).

In der analytischen Literatur wird in anderer Terminologie mancherorts das beschrieben, was ich hier unter dem Begriff *Zwischenleiblichkeit* gefasst habe. Goetzmann & Ruettner (2007, S. 145) beschreiben mit Bezug auf Gendlin und Green den »Felt Sense in der Gegenübertragung« als ein »analytisches Objekt«, »d. h. daß das Körpererleben weder ausschließlich zu dem Analytiker noch zum Patienten gehört. Es situiert sich vielmehr in einem Übergangsraum, der beide Personen und damit beide Körper umfasst.« Weiter sei hier beispielhaft auf Miller (2019, S. 154) verwiesen, der von einem Raum spricht, »der zwischen Analytiker und Analysand geschaffen wird und der (zu) keinem der beiden und zugleich (zu) beiden gehört«. Es werde eine dritte Topographie generiert, die eine relativ unabhängige Existenz führe, als ob im Verlauf der Analyse ein lebendiger Organismus Gestalt annehme. (s. a. De M'Uzan 2006, S. 20; Odgen 1994, 2004, S. 17). Und schon Winnicott (1974, S. 65 f.) formulierte: »Ich gehe von dem Grundsatz aus, *daß sich Psychotherapie in der Überschneidung zweier Spielbereiche vollzieht, dem des Patienten und dem des Therapeuten.*«

Auf die hier stets implizierte leibliche Dimension hebt Leikert (2019, S. 127) ab:

»Das intersubjektive Feld ist auf das Dichteste verwoben. Übertragung ist kein intellektueller Prozess, sondern primär ein Eingebunden-Sein in eine gemeinsame kinästhetische Matrix. Der Körper des Analytikers inkarniert den Körper des Analysanden (…). Bereits hier wird deutlich, dass ein wichtiger Teil des Durcharbeitens der Gegenübertragung – und damit ein Moment des gemeinsamen Transformationsprozesses – darin besteht, den eigenen Körper hinsichtlich dieser Aspekte zu beachten. Dabei ist die Spiegelreaktion keine Einbahnstraße: die Veränderung wirkt, wie oben beschrieben, auch wieder auf den Analysanden zurück.«

Halten wir fest: Die beiden Protagonisten der analytischen Situation kommunizieren also nicht nur über den sprachsymbolisch-lexikalischen Gehalt der je verwandten Worte, sondern im Sprechen der Sprache sind unsere Äußerungen immer auch mit einem gestisch-mimetischen Ausdrucksanteil verbunden (vgl. Fonagy und Target 2007, S. 435 f.; Knoblauch 2000, S. 17 ff.; Leikert 2008, S. 212; Stern 2005, S. 79 u. S. 153). Waldenfels (2000, S. 232 f.) führt aus, dass die »paralinguistische Stufe jene Dimension der Leiblichkeit eröffnet, der zufolge zum Sprechen mehr gehört als eine bestimmte Sprachform und ein bestimmter Sprachgehalt: nämlich der Tonfall, das Sprechtempo, der Rhythmus und all das, was die Sprache der Musik naherückt (…). Diesen ganzen Bereich der paralinguistischen Körperlichkeit kann man mit den Worten von Wilhelm Wundt als ›Sprachgebärde‹ bezeichnen (…), (sie) betrifft die Art und Weise, *wie* etwas gesagt wird: die Aufführung der Rede, die Performanz in diesem weiten Sinne, der über den mitteilbaren Sinngehalt einer Rede hinausgeht. Das Sprichwort ›Der Ton macht die Musik‹ verweist darauf, dass das *Wie* der Rede nicht ein bloß zufällig hinzukommender Aspekt ist, sondern die Rede mit prägt. Der Ton der Rede verrät mehr und anderes als das, was gesagt wird.« »Im Sprachkapitel seiner *Phänomenologie der Wahrnehmung* bezeichnet Merleau-Ponty dementsprechend die Rede als *geste*.« (ebd., FN S. 233) Hier wiederum gibt es Beziehungen zu Iván Fónagys linguistischer Theorie der ›gestischen Sprache‹ mit ihrer ›primordialen Grammatik‹, in der sich innerhalb der lexikalischen Strukturen über die prosodischen Elemente des Sprechens wie Rhythmus und Tonalität im deskriptiven Sinn nicht Bewusstes vermittelt (vgl. Scharff 2010, S. 115; Lemma 2018, S. 42). Ebenso differenziert Kristeva (1980, S. 195 ff.) mit ihrem Konzept der »poetischen Sprache« ein mit der symbolischen Funktion sprachlicher Sinngebung, ihrer syntaktisch-logischen Anordnung untrennbar Verbundenes, jedoch Heterogenes – hier geht es um musikalische Effekte der Sprache, um Rhythmen und Intonationen und deren Abhängigkeit von Trieben und Affekten.

Stern (2011, S. 163) kommt zu dem Schluss, »den Vitalitätsformen der spontanen Rede im klinischen Setting besondere Beachtung zu schenken. Sie können uns verraten, was sich in den Worten des Patienten oder hinter ihnen verbirgt, zum Beispiel den Grad an Authentizität, an Zögerlichkeit oder an Konflikthaftigkeit, die Schwierigkeit zu sprechen und die Angst davor, das Maß an Erregung oder innerer Beteiligung, an Distanziertheit vom ›Hier und Jetzt‹, an Langeweile, Abgestorbenheit, Verleugnung, den Grad an defensiver Blockade der Passage vom Denken und Fühlen zum Sprechen und vieles mehr. *Diese Art Sensibilität setzt voraus, dass man für die Vitalitätsformen sensibilisiert ist und sie getrennt vom Sprachfluss und den Emotionen, die geweckt werden, erfassen kann.*« (kursiv J. S.)

Mit Bezug auf Austins (1972) Begriff der ›Performativen Kommunikation‹ betont Kobylinska-Dehe (2019, S. 534), dass wir in unserem Sprechen nicht nur Informationen austauschen, sondern das Sprechen einen Handlungscharakter annimmt: Wir ›machen‹ etwas – wir bitten, versprechen, befehlen usw. Die Autorin fügt an, dass der performative Anteil des Sprechaktes oft impliziten Charakter habe und nur durch die Intonation identifizierbar sei. »Dabei ist die Annahme wichtig, dass es nicht darum geht, das Psychische mit Hilfe der Körpersprache oder der verbalen Sprache auszudrücken. Das Psychische ist nicht etwas Fertiges, das sich durch den Körper oder durch Worte artikuliert, sondern ist etwas Gleichursprüngliches, das sich in der sensomotorischen Erfahrung mitkonstituiert.« (ebd., S. 536)

Was nun diesen gestisch-mimetischen Ausdrucksanteil angeht, gilt also, dass die beiden Protagonisten der analytischen Situation unmittelbar leiblich aufeinander einwirken, ja man kann geradezu sagen: Sie ›behandeln‹ einander (s. a. Zwiebel 2010, S. 145 f.).

In der analytischen Situation ist deshalb von großer Bedeutung, dass wir uns des WIE des Angesprochenseins und unserer eigenen Reaktionen bewusst werden und diese aufmerksam registrieren, damit diese in uns nicht unreflektiert bleiben. »Einerseits werden psychische Prozesse immer in der aktuellen Interaktionssituation des Subjekts mit seiner Umgebung (oder seinen Bezugspersonen) inszeniert und sind somit immer ›horizontal‹, ›intersubjektiv‹, durch die Gegenwart bestimmt und werden daher in der Übertragungsbeziehung beobachtbar.« (Leuzinger-Bohleber 2019, S. 122)

»Andererseits werden aktuelle Erfahrungen immer von sensomotorischen Koordinationen bestimmt, die sich in der idiosynkratischen (biografischen) Vergangenheit des Subjekts gebildet haben. Die (traumatische) Geschichte des Individuums ist insofern ›embodied‹, da die sensomotorischen Koordinationen in den frühesten Beziehungserfahrungen entstanden sind und (…) kontinuierlich die späteren, aktuellen, psychischen Prozesse in wichtigen Beziehungen bestimmen.« (ebd., S. 122) Hier geht es also um die *›vertikale Dimension‹*, die biografisch konflikthafte Dimension mit ihrer Tendenz, sich mehr und mehr in der Übertragung zu inszenieren (s. a. Waldenfels 2000, S. 188).

Der aufmerksame Analytiker wird dies am ehesten in seiner leibseelischen Gegenübertragung bemerken: ›Merkwürdig, ich bin immer etwas angespannt, wenn dieser Patient kommt.‹ Oder genau das Gegenteil: ›Ich fühle mich immer so beschwingt beim

Gedanken an diese Patientin.‹ Dabei ist davon auszugehen, dass wir uns das Gewahrsein dieser Zustandsveränderungen – verwickelt im Feld machtvoller unbewusster Rollenzuweisungen – zunächst einmal im wahrsten Sinne des Wortes vom Leib halten möchten. Wir wollen nichts davon wissen, weil wir doch in analytisch neutraler, ausgewogener Haltung unseren Patienten begegnen möchten und keineswegs zugeben möchten, das etwas die Macht hat, uns so sehr leibhaftig zuzusetzen, dass wir nicht mehr souverän über unsere Gefühlseinstellungen verfügen. Da, wo sich diese Verhältnisse über eine Zeit lang quasi festziehen, sprechen wir vom ›Handlungsdialog‹ (Klüwer 1983), der ›Role-Responsiveness‹ (Sandler 1976), dem ›Enactment‹ (Jacobs 1986).

> Bei einer Patientin erlebte ich zu meiner Überraschung, wie ich mich außerhalb der Stunden ganz unvermittelt und plötzlich wütend innerlich auf sie einschreien hörte. Erst wollte ich damit gar nichts zu tun haben, rief mich quasi zur Ordnung: ›jetzt aber mal schnell zurück zur ausgewogenen analytischen Haltung‹. Das Phänomen hörte aber nicht auf. Eines Tages realisierte ich, dass die Patientin die Weise, in der sie bei mir klingelte, nach und nach in einer spezifischen Weise verändert hatte. Sie klingelte jetzt nur noch ganz kurz – so kurz und knapp, dass sie sich mit dieser Form der Unaufdringlichkeit gerade im Gegenteil bei mir ganz besonders bemerkbar machte. Als ich mir dieser intrusiven leiblichen Vereinnahmung gewahr wurde, konnte ich dies mit meinem plötzlich aufschießenden Ärger verknüpfen. Das Gewahrwerden dieser kollusiven Verschränkung von überbescheidener, latent aggressiver (Nicht-) Inanspruchnahme und meinem wütenden Unwillen, bot mir einen ersten Weg zu verstehen, was in der frühen Beziehung der Patientin zu ihrer Mutter zu einem problematischen Muster geworden war.

Nicht selten bringen wir unsere Patienten in einem quasi festgefügten Gegenübertragungs-Schema unter. Wir kennen unseren Patienten schon längst, ehe er überhaupt in unserem Behandlungszimmer erscheint. Bleiben wir nicht offen für, achten wir nicht auf das momentan-aktuelle Geschehen, das sich zwischen uns inszeniert, dann kann es passieren, dass uns minimale Veränderungen entgehen, die aber von großer therapeutischer Bedeutung sein können. Im oben wiedergegebenen Beispiel von Jacobs ist es unter anderem die kleine Kopfbewegung seines Patienten, die der aufmerksame Analytiker wahrnimmt, woraus schließlich prozessual eine neue Entwicklung in der Stunde resultiert. Lombardi (2019, S. 295) hat es mit der Wucht zu tun, in der ihn seine Patientin zurückweist – und doch hört er aus ihrer leicht veränderten Stimme etwas heraus, was auf eine wenn auch minimale Öffnung verweist (s. a. Knoblauch 2000, S. 17ff.).

3. Das Seminar

Sinn und Zweck des Seminars ist es, eine Aufmerksamkeitsverfassung zu fördern, die sich für die zwischenleibliche Dimension in der analytisch-therapeutischen Interaktion öffnet und diese als Gegenstand psychoanalytischer Reflexion nuancierter erfassen kann. Hier geht es zum einen um den leiblich-musikalischen Aspekt sprachlicher Äußerungen (Ton, Rhythmus, Artikulation, ›Sound‹ usw.), aber auch umfassend um die Sprache des Leibes im Hinblick auf Gestik, Mimik und dem Gesamt seiner Bewegungsaura.

Die Selbst- und Fremdwahrnehmung in diesem Feld lässt sich auf ganz unterschiedliche Weise schulen. Es ist zum Beispiel möglich, sich bestimmte Ausschnitte aus Fernsehsendungen (Nachrichten, Dokumentationen, Spielfilme, Kabarett und Comics) anzuschauen. Oder sich spezifische Serien vorzunehmen, wie etwa ›In Treatment‹, wo wir die Interaktion zwischen dem Therapeuten und seinen Patienten beobachten können. Sind im letzteren Fall die Therapieszenen von Schauspielern gespielt, so gibt es auch, allerdings i.d.R. schwer zugänglich, Videoaufnahmen realer therapeutischer Sitzungen, die man sich in Minisequenzen betrachten kann (vgl. Streeck & Streeck 2000; Streeck 2002; Plassmann 2017, S. 214 ff.). Es ist sehr eindrückliches Material, wobei man stets auch mit Diskretionsproblemen zu tun hat. Und für alles bislang Genantegilt: wir sind es nicht selbst, die handeln.

Das im Folgenden beschriebene Seminar zur Schulung der Wahrnehmung im Bereich der zwischenleiblichen Interaktion bietet nun an, im geschützten Übergangsraum des Spiels Minisequenzen in der Rolle eines virtuellen Patienten oder Analytikers performativ in Szene zu setzen. Alle Protagonisten haben bereits Erfahrungen mit eben den Rollen, die sie im szenischen Spiel übernehmen. In ihrer psychoanalytischen Selbsterfahrung während der Ausbildung erleben sie sich als ›Patient‹ und in ihrer Ausbildung beginnen sie, als Analytiker zu fungieren. Das eigene Tun und Erleben ist also in mehrfacher Hinsicht mit Spuren eigener Erfahrungen gesättigt. Wird in der sonst üblichen Falldarstellung *über* den Patienten/Analytiker gesprochen (auch wenn sich hier implizit häufig Charakteristika der Beziehung inszenieren), so ist das Besondere nun hier, dass man als Protagonist im Rollenspiel *selber für eine Zeit lang Patient oder Analytiker ist* und dieses Handeln nun zugleich Objekt leibseelischer Selbst- und Fremdwahrnehmung in der Gruppe wird. Alle Mitglieder der Gruppe haben dabei die gleiche Szene als Bezugspunkt, die sie gerade aktuell erlebt haben. So bietet das Seminar eine lebendige, von unmittelbarem Erleben und Selbsterkundung getragene Gelegenheit zur Forschung im klinischen Feld.

Allen Beteiligten ist klar, dass bei den Szenen immer auch die je individuelle Persönlichkeit mit im Spiel ist. Hier wiederum hat die Virtualität der gespielten Szene einen großen Vorteil. Im Als-ob-Raum der gespielten Szene geht es methodisch nicht um mich selbst als diese reale Person, dieser reale Patient oder als dieser reale Analytiker. Dies unterscheidet meinen Ansatz von Rollenspielen in der Supervision, in denen der Supervisand direkt z. B. seinen Patienten spielt, wie etwa bei Moser (2007) beschrieben. Die Struktur: ›Wer stellt sich jetzt zur Verfügung, um eine virtuelle Minisequenz zu spielen?‹, sorgt schon methodisch für Distanz und eröffnet einen Spielraum, in dem das mit- und aneinander Wahrgenommene frei miteinander besprochen werden kann. Eine weitere Rahmung hat ebenfalls eine grundlegende Funktion für ein unbelastetes Explorieren in unserem ›Laboratorium‹: *Es geht nicht um richtig oder falsch.* Es geht um nicht mehr und nicht weniger als um unseren Versuch, wahrzunehmen, was geschieht. In diesem Ansatz gibt es also kein gescheitertes Rollenspiel – nein, alles ist Material für unsere Wahrnehmung und die daran anschließende Bearbeitung.

Damit dieses explodierende Spiel dennoch etwas vom realen Geschehen im analytischen Raum annähern kann, ist es wichtig, dass die gespielten Szenen im Stundenverlauf der analytischen Alltagspraxis häufig vorkommende, *quasi prototypische Momente* aufgreifen. Von Bedeutung ist ebenfalls, dass es sich um *überschaubare Minisequenzen* handelt, die von einer einfachen Aktion seitens des Patienten oder Analytikers ausgehen. Man hätte es sonst sehr schnell mit einer allzu großen und damit nicht mehr überschaubaren Materialfülle zu tun. Zudem schult die Konzentration auf Minisequenzen das Bewusstsein dafür, wie Patient und Analytiker schon in den kleinsten interaktiven Einheiten der Stunde aufeinander einwirken (vgl. Plassmann 2019, S. 49). Thema der Besprechung sind dann die Aktion, die Reaktion und häufig noch die Reaktion auf die Reaktion.

Zu Beginn des ersten Seminarabschnitts führe ich den Teilnehmern vor, was man als eine Art ›Einpendeln des persönlichen Wahrnehmungsinstrumentes‹ beschreiben könnte. Hier geht es mir darum, ein Gewahrsein für die *aktuelle Hintergrundbefindlichkeit* zu pflegen, die ja wahrscheinlich meine Wahrnehmungen und mein Verhalten in der Beziehung zu Anderen in diesem Moment ein Stück weit prägen wird. Ich erinnere an die oben wiedergegebene Stundensequenz von Jacobs, in der es eine Rolle spielte, dass sich der Analytiker schließlich seiner aktuellen Verfassung erinnerte, die von Müdigkeit geprägt war. Ohne allzu persönlich zu werden, schildere ich nach einem Moment des Innehaltens möglicherweise, dass ich in der Nacht zuvor schlecht geschlafen habe, weil ich am Abend noch eine irritierende und belastende Mail gelesen habe, dass es Angst und Ärger in meiner Hintergrundbefindlichkeit gibt. Der Sinn dieser Innenwendung ist, dass ich einigen der Personen, die zur Zeit in meinem Haus hintergründig für Turbulenz sorgen könnten, die Gelegenheit gebe, sich quasi kurz vorzustellen. Es kann sein, dass sie dann ruhig in ihrem Zimmer bleiben oder als schon Bekannte in der Stunde durch meinen therapeutischen Raum schreiten und mit kurzer Begrüßung den Hut lüften. Vernachlässigte ich diese kurze Innenschau, dann wäre es möglich, dass meine Gäste vom Hintergrund aus mein Verhalten dem Patienten gegenüber nicht ganz unmaßgeblich beeinflussen. Wenn ich also zum Beispiel innerlich im Streit mit jemandem liege, kann es sein, dass ich besonders freundlich mit meinem Patienten bin und etwas Aggressives nicht aufnehme oder dass – mir unbewusst – etwas darauf wartet, dass ich für mein Hintergrundthema in meinem Patienten ein geeignetes Opfer finde. Ich sage meinen Seminarteilnehmern, dass ich diese Passage nur aus didaktischen Gründen hier für einen Moment lang öffentlich mache und natürlich auch nicht meinen Patienten mitteile. Die Seminarteilnehmer sollen aber einmal am konkreten Beispiel vermittelt bekommen, dass diese Form der Selbsterkundung mit zur fachlichen Vorbereitung auf die Stunde gehört. So beginnt jedes Seminar mit einem stillen Innehalten, in dem jeder Teilnehmer versucht, in seine aktuelle Hintergrundverfassung hineinzuspüren, ohne dass wir uns darüber austauschen. Diese kleine Übung geht damit einher, dass jeder zugleich in seinen Leib und dessen aktuelle Verfassung hineinspürt, sich ›erdet‹ und damit unserer Arbeitsgrundlage, die im leiblichen Erleben wurzelt, die gebührende Aufmerksamkeit schenkt.

4. Beispiele für mögliche klinische Rollenspiele

Dem Einfallsreichtum und der Kreativität des Seminarleiters und der Gruppe sind keine Grenzen gesetzt. Die wenigen hier ausgewählten Minisequenzen dienen nur zur Veranschaulichung (s. a. Anhang Kap. 9).

Stimme

Analytiker: macht ein ›*Hm*‹, oder ein ›*Ach so*‹...

Dieser einfache Laut kann in ganz unterschiedlicher Intention geäußert werden.[3] Der Protagonist kann versuchen, dieses ›Hm‹ in tragender, haltender, interessierter, neugieriger, fragender Weise zu äußern. Er kann aber auch versuchen, über diesen Laut eine Verfassung von Müdigkeit darzustellen. Andere Modalitäten könnten sein: kurz, ungeduldig, gereizt-ärgerlich, kritisch, von oben herab, belehrend. Oder: überrascht, erstaunt. Oder: genüsslich, verführerisch. – Statt einem ›Hm‹ kämen hier natürlich auch viele andere Einwürfe infrage, wie etwa ein ›Ach so‹ usw.

In ähnlicher Variationsbreite können z. B. folgende, in Stunden häufiger vorkommende Äußerungen in Satzform inszeniert werden:

---

3 Im Nachhinein finde ich eine erstaunliche Parallele, über die Waldenfels (2000, S. 236) berichtet. »Der russische Regisseur Konstantin S. Stanislawski, der eine berühmte Schauspielschule leitete, stellte den Bewerbern seiner Schule die Aufgabe, 40mal auf verschiedene Arten und Weisen ›Heute abend‹ (segodnja vecerom) zu sagen, wobei es darauf ankam, mit jedem Aussprechen dieser einfachen Alltagsphrase eine andere Szene entstehen zu lassen. Stanislawski macht aus dem einfachen Aussprechen eines Grußes also den Kern einer Bühnenszene. Dies ist ein sehr eindrucksvolles Beispiel für das, was Verkörperung im Wort bedeutet. Die Szene wird nicht nur angezeigt, benannt oder beurteilt, sondern in der Sprache gespielt.«

Analytiker: ›*Können Sie das noch einmal wiederholen?*‹

Analytiker: ›*Könnte man nicht das, was Sie gerade gesagt haben, auch so verstehen, dass…*‹

Patient: ›*Wie meinen Sie das?*‹

Patient: ›*Ich hoffe sehr, dass Sie mich verstehen.*‹

Mimik

Patient bzw. Analytiker können hier versuchen, einige der Grundaffekte wie *Angst, Trauer, Ekel, Wut, Verachtung oder Freude* mimisch auszudrücken. Es kann aber auch um z. T. komplexere Befindlichkeiten gehen wie *verschmelzend, saugend, befremdet, starr, durch den anderen hindurchsehen bzw. bösartig, prüfend, ablehnend, kalt, warm oder verführerisch.*

Gesamtgestus

Hier lassen sich zum Beispiel die Begrüßung oder das Ende der Stunde inszenieren, auch das Initialschweigen bzw. Passagen in der Stunde, in denen einer der beiden Protagonisten im gesamten leiblichen Gestus einer bestimmten Gefühlslage und Verfasstheit Ausdruck gibt. Ebenso lassen sich prototypische Äußerungen, wie oben bei ›Stimme‹ beschrieben, gesamtszenisch realisieren.

5. Detaillierte Anweisungen zum Ablauf des klinischen Rollenspiels

Bezüglich der Gruppengröße gibt es keine festen Vorgaben. Es lässt sich arbeiten in einer kleinen Gruppe von drei bis vier Mitgliedern, aber auch mit größeren Gruppen mit bis zu 20 Teilnehmern. Der Vorteil der kleineren Gruppen liegt in der Möglichkeit, sich zeitintensiv mit den Unterschieden in den einzelnen Beiträgen zu befassen, während sich in größeren Gruppen die Vielfalt möglicher Reaktionen noch deutlicher ausdifferenziert (s. u.). Vor allem zu Beginn kann sich auch der Seminarleiter zum Rollenspiel zur Verfügung stellen; ansonsten nimmt er aber wie andere Gruppenteilnehmer auch als Beobachter mit seinen Notizen am Arbeitsprozess teil (s. u.).

Die analytische Situation birgt in jedem aktuellen Moment eine quasi unendliche Geschichte in sich, die bis zur ersten Kontaktaufnahme und weit davor zurückreicht. Keine Stunde, keine einzelne Passage beginnt insofern ›ab ovo‹ und stets bezieht sie sich auf den Anderen (vgl. Waldenfels 2019, S. 284). In unserem Seminar fokussieren wir nun in einem Kunstgriff auf eine virtuelle Minisequenz mit umschriebenem Anfang und Ende. Im Raum des klinischen Rollenspiels wird ein Zyklus geschaffen, der damit beginnt, dass einer der Protagonisten (sei es nun der Analytiker oder der Patient) in einer ersten Aktion als ›Sender‹ fungiert. Darauf reagiert der ›Empfänger‹. In einem dritten Schritt kann auch die Reaktion des Senders auf das von ihm beim Empfänger seiner Botschaft wahrgenommene thematisch werden. Speziell bei den Übungen zur Stimmgebung kann man damit beginnen, dass es zunächst nur einen Protagonisten als Sender gibt, während alle übrigen Gruppenteilnehmer als Empfänger fungieren (s. z. B. Kap. 6, erstes Beispiel). Wie oben erwähnt, kann es sich beim szenischen Material um einfache Einwürfe (z. B. ›Hm‹) handeln oder um häufig vorkommende, quasi prototypische Sätze.

Was die vom Sender verkörperte Verfassung angeht, soll diese deutlich, vielleicht sogar mittels einer leicht akzentuierenden

Übertreibung zum Ausdruck gebracht werden und gleichzeitig nicht allzu komplex sein. Die minimale Zuspitzung dient dazu, etwas zunächst markanter hervortreten zu lassen, das wir später dann auch ohne solche ›Verstärkung‹ in der alltagstherapeutischen Kommunikation sensibler wahrnehmen. Konkrete Bezüge darauf, wie man einen bestimmten Patienten oder sich selbst in einer spezifischen Situation erlebt hat, können im Hintergrund den Ausgangspunkt der intendierten Szene bilden, sollen aber möglichst in einer allgemeingültigeren Form, die auch bei anderen Patient-Analytiker-Paarungen vorkommen könnte, dargestellt werden. Auf diese Weise kann vermieden werden, dass der Gruppenprozess in Richtung einer spezifischen Fall-Intervision abdriftet. Als hilfreich hat sich hier zunächst erwiesen, dass vom Seminarleiter auf vorbereiteten Blättern prototypische Befindlichkeiten/Sätze aufgelistet sind, unter denen der sendende Protagonist dann nach Belieben ein Item auswählt (s. Kap. 9). In den meisten Fällen haben wir die Reaktion des Empfängers freigestellt, um so weit wie möglich Raum für die spontane, individuelle Interaktion zu geben.

In den Rollenspielen, in denen es speziell um die Stimmgebung geht, sitzt der Protagonist bzw. sitzen die Protagonisten mit dem Rücken zur Gruppe gewandt. Auf diese Weise ist gewährleistet, dass es rein um das geht, was sich über das Hören vermittelt und nicht etwa gleichzeitig auch mimische Signale verarbeitet werden. Möchte man die Besonderheit des klassischen Couchsettings darin sehen, dass hier vorwiegend über die Stimme kommuniziert wird, dann nähert diese äußere Form des Rollenspiels diese Situation am ehesten an.

Bei allen Rollenspielen muss dem Sender genügend Zeit gegeben werden, um sich in die entsprechende Verfassung so weit wie möglich hineinzuversetzen. Dies ähnelt den Momenten innerer Sammlung, in denen sich zum Beispiel ein Musiker oder Schauspieler auf das Spiel eines Stücks vorbereitet. Geht es um Mimik und Gesamtgestus, ist es von Vorteil, wenn die beiden Protagonisten nicht von Beginn an Blickkontakt miteinander haben. Der Sender gibt ein Zeichen, wenn er soweit ist, worauf der Seminarleiter beiden Protagonisten signalisiert, dass sie sich jetzt einander zuwenden. Die übrige Gruppe versucht, sich so zu positionieren, dass jeder den Gestus der Protagonisten, vor allem auch deren Gesichtsausdruck, gut wahrnehmen kann. Auch gibt es eine Zeitbegrenzung, der Sender zeigt mit einem Signal an, wenn er den Eindruck hat, seine Botschaft vermittelt zu haben.

Dies führt zu einem weiteren, sehr zentralen Punkt.

Die Protagonisten entfernen sich zum Rollenspiel von ihrem gewohnten Sitzplatz und nehmen einen Extraplatz ein. Auf diese Weise wird auch leiblich-räumlich markiert, dass vorübergehend eine Rolle eingenommen wird (weiteres dazu s. u.).

Das Bemerkenswerte ist nämlich, dass das Handeln im Rollenspiel nicht einfach so vonstattengeht, wie man vielleicht in einem üblichen Fallseminar einen Satz vorliest, den der Patient gesprochen hat. Es ist ein kardinaler Unterschied, ob man einen Zustand wie müde, ärgerlich-kritisch, verführend, vorwurfsvoll usw. tatsächlich mimisch-gestisch zu verkörpern versucht. Schon im Moment der inneren Vor-Einstellung auf das Rollenspiel merken alle, jetzt wird nicht einfach gesprochen, sondern man gerät in ein Handlungs- und Wirkungsgeschehen hinein, welches viel eingreifender ist als das, was nur mehr Berichtcharakter hat.

Die Gruppenteilnehmer, einschließlich des Leiters und der Protagonisten, machen sich unmittelbar nach dem Rollenspiel schriftlich Notizen, wie das Ausdrucksgebaren von Sender und Empfänger auf sie selbst gewirkt hat. Dies geschieht in einer assoziativen, lockeren, spontanen Weise. Die den gestalthaften Gesamteindruck strukturierenden Leitfragen sind hier:

Was hat man in sich als *leibliche Reaktion* gespürt? Hier geht es einmal um innerleibliche Empfindungen wie etwa Bauchweh, Übelkeit, Druck- und Beengungsgefühle. Empfand man Müdigkeit, Herzklopfen, Schweißausbrüche usw.? Weiter: welche (Bewegungs-) Tendenzen stellten sich ein, wie etwa Erstarrung, Zusammenschrumpfen, Abwehr, Verschwindenwollen, Flucht- oder Angriffstendenzen, Umarmungswünsche usw. – Was hat man bei den Protagonisten wahrgenommen in Bezug auf Körperausdruck, Körperhaltung, Körperspannung, Gefühlszustände – was empfand man z. B. als natürlich bzw. als intrusiv, aggressiv, kontrollierend, ablehnend usw.

Welche *Affekte, Gefühle* sind im Spiel?

Was stellt sich womöglich assoziativ an Einfällen auf *bildhaft-imaginativer oder verbaler und metaphorischer Ebene* ein, sind eigene Erinnerungen berührt? Organisieren sich die Einfälle vielleicht zu einer szenischen Fantasie, über die das interaktive Geschehen eine plausible Gestalt gewinnt: ›Was läuft da eigentlich ab?‹

Falls es Einfälle gibt, wie man selber reagiert bzw. gesprochen hätte, figurieren diese nur als Anreicherung des assoziativen Feldes – sie werden nicht etwa als Maßgaben für das verstanden, wie der Analytiker oder der Patient hätten antworten sollen.

Von großer Bedeutung ist, dass die Einfälle schriftlich festgehalten werden. Es sind nämlich gerade die unterschiedlichen Nuancen in den sorgfältig beschriebenen Eindrücken, die so interessant sind. Ohne schriftliches Protokoll könnte es beim anschließenden Austausch über das Erlebte dazu kommen, dass die Einfälle sich einander angleichen, die vielen aufschlussreichen Nuancierungen verloren gehen und womöglich auch die Reaktionen, die nicht im Mainstream liegen, ihre spezifische Kontur verlieren. Implizit, so zeigt die Erfahrung, beziehen sich die Beobachtungen häufig auf die von Stern (2011, S. 15) beschriebenen ›dynamischen Vitalitätsformen‹: »(...) die Kraft, das Tempo und den Fluss einer Geste; die zeitliche Dauer und die Betonung einer Redewendung oder auch nur eines Wortes; die Art, wie sich ein Lächeln auf einem Gesicht ausbreitet, oder den zeitlichen Verlauf seines Erstarrens; die Art und Weise, wie jemand seine Sitzposition im Sessel verändert; das Zeitprofil des mit erwachendem Interesse einhergehenden Anhebens der Augenbrauen und die Zeitdauer, bis sie sich wieder senken; den Wechsel der Blickrichtung und das Ausweichen des Blicks; und schließlich das Hereinbrechen oder Sich-Einschleichen eines Gedankens (...).«

Nachdem zunächst die Beobachter der Szene ihre Eindrücke ausgetauscht haben, werden am Schluss die Protagonisten gefragt. In der Regel zunächst der ›Empfänger‹ und dann der ›Sender‹ über die von ihm intendierte Botschaft. Das ist dann immer ein spannender Moment, in dem sich in gewisser Weise der Vorhang hebt.

Anschließend kehren die Protagonisten wieder auf ihren gewohnten Platz in der Gruppe zurück. Damit wird auch formal unterstrichen, dass sie sich jetzt aus ihrer Rolle verabschiedet haben. Man kehrt in den Arbeitsrahmen der Gruppendiskussion zurück, was, wie erwähnt, auch deshalb von Bedeutung ist, weil jeder Protagonist beim Rollenspiel immer auch mit seiner eigenen Individualität beteiligt ist.

Die Aufgabe des Seminarleiters ist es dann, in der anschließenden Gruppendiskussion die verschiedenen Eindrücke, Einfälle und Assoziationen zu ordnen. So ist zu z. B. klarzustellen, ob die Phänomene sich auf Verfassungen des Selbst oder des Anderen beziehen, um welche affektiven Valenzen es sich handelt, ob sie in eine positive oder negative Richtung gehen und wo sich Abstufungen, Differenzierungen, Kontraste, Kontrapunkte bis hin zu Widersprüchen und ›Ausreißern‹ in den Erlebnisprotokollen zeigen. Hier bietet sich auch die Gelegenheit, das miteinander Erfahrene und Formulierte in theoretische Konzepte der Psychoanalyse einzuordnen. Soweit es Ergebnisse von allgemeiner Relevanz gibt, werden diese besonders hervorgehoben und zu Beginn der nächsten Sitzung noch einmal ins Gedächtnis gerufen.

6. Ausgewählte Rollenspielsequenzen in ihrem konkreten Verlauf

Die im Folgenden wiedergegebenen Rollenspielsequenzen wurden in folgenden Sitzarrangements realisiert:

Im *Einzelsetting* sitzt ein einzelner Agent als ›Sender‹ der Gesamtgruppe gegenüber, die in der Rolle des ›Empfängers‹ ist. – In einer Variante dieses Settings, dem *Einzelsetting plus*, sitzt ein ›Empfänger‹ in praxisüblicher Nähe direkt beim ›Sender‹, die übrigen Gruppenmitglieder ›empfangen‹ an ihrem gewohnten Platz.

Im *Paarsetting* bilden der ›Sender‹ und der ›Empfänger‹ das analytische Paar, während die übrigen Gruppenmitglieder im Halbkreis die Szene auf sich wirken lassen.

Als ›Sender‹ kommen in allen Arrangements entweder der ›Analytiker‹ oder der ›Patient‹ infrage. Wo die gestische Äußerung sich rein auf die Stimmgebung konzentriert, sitzen – anders als beim mimischen oder gesamtkörperlichen Gestus – die Protagonisten voneinander und von der Gruppe abgewandt, um andere Stimuli auszuschließen. Das gestische Material kann aus einfachsten Bestandteilen bestehen (ein ›Hm‹ z. B.) oder auch komplexere Minisequenzen in Form eines Satzes bzw. einer gesamtkörperlichen Szene beinhalten.

Auf das Stimmliche zentriert

Analytiker äußert: »Hm« (in der Vitalitätsform ›müde‹) (Einzelsetting)

Mit dem Rücken einer größeren Gruppe von ›Patienten‹ zugewandt, gab der ›Analytiker‹ ein müdes »Hm« von sich. Dieses »Hm« wiederholte er noch einmal.[4]

Reaktionen

In der folgenden, sehr detaillierten Wiedergabe einiger Antworten, die dieses »Hm« in der Gruppe fand, geht es mir darum, anschaulich zu machen, welche leibliche Auswirkung dieser kleiner Einwurf des Analytikers bei den Patienten hat. Zugleich wird deutlich, wie unterschiedlich die einzelnen Reaktionen, die damit verbundenen Gefühle und mit diesen einhergehenden Handlungstendenzen bei den einzelnen Teilnehmern sind. Es zeigt sich weiter, dass die Rezeption dieses so geäußerten »Hm« untrennbar verbunden ist mit einer sofort einsetzenden Deutung, wie es um die aktuelle Beziehung zwischen Analytiker und Patient gerade steht. Die spezifische Form des Seminars ermöglicht es, dass jeder Patient seinen Reaktionen auf eine solche Äußerung des Analytikers in aller Ruhe nachspüren und diesen dann auch sprachlichen Ausdruck verleihen kann. Im Fluss alltäglicher, realer therapeutischer Interaktionen wird dies zumeist – weder seitens des Patienten noch seitens des Analytikers – nicht der Fall sein, auch wenn der Patient, wie unten beschrieben, auf das Verhalten seines Analytikers reagiert. Gerade die Isolierung dieser Minisequenz, die unter normalen Umständen ja in den Gesamtverlauf einer Stunde eingebettet wäre, gibt uns diese Gelegenheit einer sorgfältigen Erkundung des so und so empfundenen Beziehungs-

4 Nur bei der initialen Beschreibung der jeweiligen Minisequenz setze ich zu Anfang ›Analytiker‹ und ›Patient‹ in einfache Anführungszeichen, um den Rollencharakter zu markieren.

raumes. Das gemeinsame Erlebnis der vielfältigen Reaktionen der Patienten in der Gruppe auf das »Hm« des Analytikers gibt allen Teilnehmern einen leibnah erlebten Erfahrungshintergrund dafür, sich in der Stunde nicht nur auf das verbale Geschehen zu konzentrieren, sondern gleichzeitig ›zwischen den Zeilen‹ auf das zu hören, wie der Patient das WIE unseres Sprechens erlebt und darauf reagiert. Theoretisch ist dies natürlich seit Langem bekannt und auch entsprechend formuliert, aber es ist etwas anderes, direkt mitzuerleben, wie vielfältig und komplex sich die zwischenleibliche Interaktion ausgestalten kann.

Um den Anker ›müde‹ herum, der in den meisten Fällen erfasst wird, sieht man schon in der ersten Reaktion einen Hof von assoziativen Weiterungen, die die Bedeutung des Vitalitätsaffektes ›müde‹ in unterschiedliche Befindlichkeiten und Kontexte transformieren oder erweitern. Die Antwort beim Empfänger ist also nicht unilinear, sondern sie bewegt sich fließend über ein Spektrum hinweg. Über das Gesamt der Teilnehmer hin differenziert sich dieses Feld noch weiter aus. Bei weiteren Beispielen wird sich gleichfalls bestätigen, dass die Reaktion bei den einzelnen Teilnehmern eben nicht eindimensional ist, gelegentlich inkonsistent sein kann und sogar Brüche und Widersprüchlichkeiten enthalten kann.

Patient 1: »Nachdenklich, müde, traurig, beruhigend.«

Bemerkenswert ist hier, dass zunächst die verminderte Vitalität als ein verlangsamendes, womöglich raumgebendes »Nachdenklich« empfunden wird. In einem weiteren Schritt gesellt sich zu der Vitalitätsform »müde« vorübergehend das Gefühl »traurig«. Doch dann gibt es eine Wendung: Es ist alles in Ordnung, es ist »beruhigend«. Als würde hier schlussendlich empfunden: Wenn man der Müdigkeit Raum geben darf, so wie es mein Analytiker gerade tut, dann kann auch ich mich in Identifikation mit diesem Zustand beruhigt den Dingen überlassen.

Patientin 2: »Erschöpfung, aber auch Verständnis (?), traurig.«
Es gab die Tendenz, sich dem Analytiker zuzuwenden, in dem Sinn: ›Kann bzw. muss ich etwas für Dich tun?‹

Während Patient 1 auf sich zentriert bleibt, bringt die Assoziation »traurig« Patientin 2 hier dazu, sich tendenziell von den eigenen Angelegenheiten wegzuwenden, aus der Patientenposition herauszugehen und sich um den Analytiker zu kümmern.

Patientin 3: »Schmerz, Hoffnungslosigkeit, tragisch.
Dies die ersten Eindrücke. Dann in der Wiederholung so etwas, als sei die Tonmelodie ein wenig höher gewesen, als gäbe es doch so etwas wie einen Aufbruch, doch so etwas wie Hoffnung, vielleicht durch den Kontakt, dass es jemanden gibt, der Mitgefühl hat.«

Hier wird das »müde« als Schmerz ausgelesen, es steigert sich bis zur Hoffnungslosigkeit und Tragik. In der Wiederholung des »Hm« wird aber ein hoffnungsvoller Aufbruch gehört, der aus dem Gefühl resultiert: Man befindet sich in einer Beziehung, die von Mitgefühl bestimmt ist. Offen ist: Ist die zweite Version eine defensive Überarbeitung? Und: Geht es um die eigene Befindlichkeit des Analytikers oder geht es um die Identifikation des Analytikers mit einem Anteil der Patientin?

Patient 4: »Entspannt, tragend, müde, sinken, loslassen.
Aber es gab auch eine gegenteilige Tendenz, den Impuls, dass man den Therapeuten halten muss.«

Hier empfand der gleiche Patient zwei gegensätzliche Tendenzen: Das »Müde«, positiv konnotiert, wurde als »entspannt« und »tragend« empfunden und lud ein zum selber »loslassen«. Es stellt sich aber auch die gegenteilige Tendenz ein: Muss jetzt der Analytiker gehalten werden?

Patientin 5: Hier wurde aus dem »Müde« etwas, was mit »gleichgültig« assoziiert war.

Das wiederum stimulierte das Gefühl »ärgerlich«. Es gab eine körperliche Tendenz, sich aufzurichten und quasi in aggressiver Weise dem Analytiker Bescheid zu sagen: ›So geht das hier aber überhaupt nicht!‹

Die Vitalitätsform »müde« provoziert hier eine negative Ausdeutung der Beziehung, der Analytiker wird als »gleichgültig« erlebt. Die Patientin findet sich damit aber nicht ab. Der empfundene Ärger setzt die Patientin in Bewegung, sie richtet sich körperlich auf. Sie bleibt bei ihrer eigenen Agenda als Patientin und fordert einen aufmerksameren Analytiker für sich zurück.

Patient 6: »Der versteht mich nicht. Ich werde mich jetzt anstrengen.«

Hier verknüpft der Patient das bei dem Analytiker erlebte »müde« mit dem Gefühl, bei dem Analytiker (noch) nicht angekommen zu sein. »Ich werde mich jetzt anstrengen«, bedeutet so viel, dass der Patient in gewissem Gegensatz zur vorigen Patientin das Problem quasi auf die eigene Schulter lädt und versucht, durch eigene Anstrengung sein Gegenüber für die therapeutische Arbeit zu engagieren.

Patientin 7: Zunächst stellte sich folgender Eindruck ein: »Der Therapeut versteht, wie es mir geht, er ist resonant.«

Doch dann wurde »ein Sog empfunden. Er lässt sich von meinem Gefühl anstecken und gerät mit in den Sog dieses Gefühls.«

Die Reaktion dieser Patientin geht zunächst positiv von einer empathischen Spiegelung der eigenen Befindlichkeit durch den Analytiker aus. Doch dann befürchtet die Patientin eine Überidentifikation seitens des Analytikers. »Er lässt sich von meinem Gefühl anstecken und gerät mit in den Sog dieses Gefühls.« Daraus resultiert ein Verlust des Haltes in der therapeutischen Situation.

Patientin 8: »Schwere, Sehnsucht. Ein Impuls, sich neben den Therapeuten zu setzen, der traurig aufs Meer mit großer Sehnsucht blickt.«

Hier entwickelt sich aus der müden Schwere eine sehnsüchtige Gefühlslage. Indem die Patientin die vermutete Verfassung des Analytikers teilt und vom Bewegungsimpuls her sich wie neben ihn setzt, erhält sie im Nebeneinander die Nähe zu ihrem Analytiker; die Beziehung konfliktualisiert sich nicht.

Gruppendiskussion

Eine weiter systematisierende Aufarbeitung ordnet die verschiedenen Reaktionen der Patienten entlang einiger, sich überschneidender Parameter. Da alle Beteiligten ihre eigenen und die Reaktionen der anderen noch lebhaft erinnern und miteinander vergleichen, hat der Versuch einer mehr theoretischen Strukturierung hier keineswegs etwas trocken Abstraktes. Das In-Beziehung-Setzen und wiederholende Erinnern der unterschiedlichen Eindrücke vermittelt auf höchst lebendige Weise eine Einsicht in die potenzielle Komplexität schon einfachster Interaktionssequenzen. Und da, wo mögliche Kindheitsszenen im Hintergrund ausgemalt werden, formiert sich das Material ganz von selbst zu kleinen Geschichten.

Eines wird in allen Reaktionen offenkundig: Der beim Analytiker im »Hm« erlebte Vitalitätsaffekt ›müde‹ ist untrennbar verbunden mit einer gefühlten Beziehungsaussage, er wird quasi gleichursprünglich ausgelesen in eine Deutung: ›Wie ist es gerade zwischen uns? Wie wirke ich auf dich? Wie reagierst du auf mich? Was ist zu tun?‹ Was sonst meist subliminal verläuft, können wir jetzt in unserem ›Forschungslabor‹ in Ruhe in seinen verschiedenen Aspekten miteinander studieren – gerade die Isolierung dieser Minisequenz, die unter normalen Umständen ja in den Gesamtverlauf einer Stunde eingebettet wäre, gibt uns diese Gelegenheit.

Affektive Valenz

Im positiven Bereich wird das ›Müde‹ erlebt als »beruhigend«; die hier implizierte Handlungsdimension signalisiert einen gelassen-entspannenden Umgang mit dem aktuellen Geschehen. Die damit verbundene Qualifizierung »nachdenklich« bietet womöglich einen Raum an für eine Verlangsamung im Gespräch im Sinne eines: ›Lass uns Zeit nehmen für…‹ (s. a. ›Halt‹).

Wo sich das ›Müde‹ mit einem »traurig« assoziiert, kann dies insofern als positiv empfunden werden, als der Analytiker als jemand erlebt wird, der über eine empathische Identifikation aktuell die eigene Traurigkeit versteht (Weiteres s. u.).

Im negativen Bereich hingegen ist das Erleben des Analytikers als »gleichgültig« angesiedelt.

In einem weiteren Fall verbindet sich der Vitalitätsaffekt ›müde‹ mit »Erschöpfung«. Und in einer weiteren Steigerung werden »Schmerz, Hoffnungslosigkeit, tragisch« empfunden.

Die affektive Valenz wird auch durch den *Grad der Identifikation* des Analytikers beeinflusst. Im einen Fall also assoziiert sich wie beschrieben das ›Müde‹ mit »traurig« und führt zunächst zu dem Gefühl: »Der Therapeut versteht, wie es mir geht.« Die Patientin spürte im weiteren Verlauf aber auch die Angst, der Analytiker »lässt sich von meinem Gefühl anstecken und gerät mit in den Sog des Gefühls«. In der hier anschließenden Diskussion wurde erörtert, dass es sich bei der Sogangst einmal schlichtweg um eine Projektion handeln kann. Sie könnte ihren Hintergrund in der Wiederholung etwa eines Aspekts in der Beziehung zur Mutter der Kindheit haben. Es wäre aber auch möglich, dass sich in dem müden »Hm« tatsächlich objektive Anzeichen eines solchen Soges sich zu erkennen geben. Das wäre dann im Sinne einer Überidentifikation dem Analytiker zuzurechnen, seiner mangelnden Distanz, einer kollusiven Verstrickung, die man mit Fonagy et al. (2006) auch als fehlende Markierung verstehen kann (vgl. Plassmann 2019, S. 144). Komplizierter wäre es wiederum, wenn es diese objektiven Anzeichen zwar gebe, diese aber als Ausdruck einer projektiven Identifikation mit einem Aspekt der inneren Mutter des Patienten zu verstehen wären.

Containing, Halt in der psychoanalytischen Situation

Die Reaktionen »nachdenklich« und »traurig« beschreiben die Erfahrung eines zuhörenden, raumgebenden, mitfühlenden Analytikers – also Facetten des Containings, des Haltes in der therapeutischen Beziehung. In verschiedenen Abstufungen wird aber auch der Verlust des Haltes in der therapeutischen Beziehung beschrieben: »gleichgültig«, »Erschöpfung«, »Hoffnungslosigkeit«.

Korrekturversuche / Handlungsimpulse

Da, wo die Vitalitätskontur ›müde‹ im Kontext einer negativen Valenz erlebt wird, gibt es zwei einander entgegengesetzte Reaktionen.

Im einen Fall löst die erlebte Gleichgültigkeit des Analytikers einen Ärgeraffekt aus, der die Patientin im Sinne einer aktiven Selbstfürsorge einen aufmerksameren Analytiker fordern lässt. Der Handlungsimpuls ist, sich körperlich aufzurichten und dem Analytiker aggressiv Bescheid zu sagen: ›So geht das hier aber überhaupt nicht!‹

Im anderen Fall lädt der Patient die Verantwortung hingegen auf die eigene Schulter: »Der versteht mich nicht. Ich werde mich jetzt anstrengen.« Die Korrektur erfolgt nicht wie oben über eine von einem aggressiven Affekt getragene Forderung, sondern über vermehrte Anstrengung versucht der Patient seinen Analytiker doch noch für seine eigene Angelegenheit zu interessieren. Wie gehen Kinder mit Müttern um, die abends übermüdet von der Arbeit heimkehren?

Eine weitere Reaktion gibt die eigene Agenda auf und es kommt zu einer Umkehr der therapeutischen Haltebeziehung: Der Patient nimmt sich im wahrsten Sinn des Wortes zurück und fragt sich, was er für den Analytiker tun muss – ein eindrückliches Beispiel für das, was in der Theorie als Parentifizierung beschrieben wird. Schließlich kann das womöglich chronisch überforderte Kind an seine Grenzen kommen. Es resultiert ein Zustand von »Hoffnungslosigkeit, tragisch«.

Schlussendlich gibt es aber auch die ›Lösung‹, dass sich die Patientin auf den Weg zum Analytiker macht und seinen Gefühlszustand teilt. Es baut sich in diesem Fall keine Konfliktspannung auf, sondern es wird Nähe in einem Nebeneinander empfunden, in dem beide Protagonisten im sehnsuchtsvollen Blick auf ein Drittes, das Meer, verbunden sind. Hier gibt es unter Umständen Beziehungen zu dem von Green (1993) beschriebenen Komplex der ›toten Mutter‹. In abgemilderter Form dürften solche Situationen, in denen Patient und Analytiker sich gemeinsam auf ein Drittes beziehen, aber nicht selten vorkommen. Etwa bei kurzen Bemerkungen über das Wetter, Handwerker in der Praxisumgebung oder – hier wieder als außergewöhnliche Situation – etwa in analytischen Stunden, die bei 9/11 während der Terrorangriffe in New York stattfanden. Zur Zeit der Abfassung dieses Textes ist das Corona-Virus überall Thema. Als potenziell gleichermaßen Betroffene befinden sich Analytiker und Patient auch hier in einer Situation, in der sie womöglich im Nebeneinander im kurzen Austausch über ein Drittes sprechen. Bis dann die jeweils persönlichen Aspekte in der Biografie und der Übertragungs-Gegenübertragungssituation wieder ihren Raum bekommen.

Aus einer anderen Gruppe, die im gleichen Setting auf die gleiche Vorgabe mit vielen ähnlichen Resonanzen reagierte, möchte ich ergänzend noch über folgende, nicht weit auseinanderliegende Muster berichten, die sich bei einigen Teilnehmern einstellten. Sie enthalten allesamt eine als letztlich unangenehm empfundene Nähe.

So wurde das ›Müde‹ im »Hm« des Analytikers eingeordnet in den Kontext »vorsichtig, forschend. Der lauert, ich bin vorsichtig, ich nehme mich zurück.« Dem entsprach die Reaktion bei einem anderen Teilnehmer, der die Situation als »bedrängend« erlebte und zurückwich. Jemand anders fragte sich, ob da auch etwas gespielt werde, »irgendwo schlafäugig, es hört sich lasziv an«. Jemand erlebte eine Entfernung mit der Folge einer aber auch bedrohlichen Nähe.

Und schließlich noch eine Beobachtung. In einer Gruppe erlebte ich, dass eine Reihe der Teilnehmer das müde »Hm« einem ›Patienten‹ zuschrieben und nicht, wie in der Übung vorgesehen, als Äußerung des ›Analytikers‹ auffassten. Zu gewohnt ist doch die Einstellung, Variationen in der Stimmung erst einmal beim Patienten und nicht beim Analytiker zu verorten.

Analytiker: »Hm« (verführerisch-genüsslich) (Einzelsetting)

Auch in dieser Passage, in der er ein verführerisch-genüssliches »Hm« von sich gab, saß der ›Analytiker‹ mit dem Rücken zur Gruppe seiner ›Patienten‹.

Reaktionen

Ich gebe erneut einige Kommentare wieder, die beispielhaft das Spektrum der Reaktionen im Gesamt der Gruppe abbilden.

Patientin 1: »Etwas Positives. ›Ach, der hat dich verstanden‹. Er lässt mich nicht allein. Es richtet mich auf.«

Es wird seitens der Patientin eine einladend-aufbauende Nähe empfunden, eine ›phallische‹ Stützung des Selbstgefühls.

Patientin 2: »Zustimmung, verständnisvoll, fragend. Ironisch, schelmisch – aber nicht, dass ich veräppelt wurde, sondern dass aktiv etwas gemeinsam unternommen wird: so wie Komplizen, die so ein Ding machen. Kindisch. Ein Schmunzeln, ›hibbelig‹.«

Das Gefühl, eine verständnisvolle Zustimmung zu erfahren, nimmt eine ironisch-schelmische, schmunzelnde, aber auch kindische Wendung. In der Verneinung wird die Möglichkeit erwähnt, sich veräppelt zu fühlen. Analytiker und Patientin formieren sich aber im weiteren Verlauf zu »Komplizen, die so ein Ding machen«. Das »Hibbelig« signalisiert ein leibliches Erregungsmoment.

Patient 3: »Wenn das jetzt so weitergeht, dann fühle ich mich veräppelt. Gleichzeitig empfand ich aber auch etwas Aktives, so ein Magenkribbeln, so als wenn Kohlensäure nach oben aufsteigt, blubbert. – Ich wusste ja nicht, was daraus wird, aber eben auch entweder Wut oder Rückzug.«

Die Patientin weiß nicht, »was daraus wird«. Geht es mit dieser Botschaft weiter, bleibt nur eines, nämlich sich »veräppelt« zu fühlen – was zu »Wut oder Rückzug« führt. Leiblich wird in dieser Situation ein aktivierendes Kribbeln im Magen empfunden.

Patient 4: »Ebenfalls Zustimmung, einladend, Freude über das empfundene Interesse. Aber dann die Frage: Wie authentisch ist das? Ist das nur eine Technik?« Erinnerungen an die Kindheit. »Auch ich empfand zunächst ein Kribbeln, eine Freude, die sich dann aber in eine Anspannung verwandelte.«

Während der Patient zunächst »Freude über das empfundene Interesse« erlebt, kommt es auch hier bald zu einer distanzierenden Skepsis, zentriert um den Zweifel, ob es sich um eine authentische Äußerung des Analytikers handelt oder nicht doch nur um Technik. Dies löst diesbezügliche Erinnerungen an die Kindheit aus. Leiblich verwandelt sich das zunächst empfundene freudige Kribbeln in eine Anspannung.

Eine ganze Reihe weiterer Reaktionen zeigen diese Mischung aus zunächst positiv erlebten Gefühlen wie Neugier, Interesse, Zustimmung, Bejahung, Ermutigung, guter Gemeinschaft. Dann aber wird bei den meisten etwas »fraglich«, »worauf will er hinaus«, »soll ich weiterreden?« Es stellen sich Unsicherheit und Ratlosigkeit ein, bei Vielen schließlich auch Verwirrung. Das ganze Spektrum der Ambivalenz zeigt sich besonders bei der folgenden Patientin:

Patientin 5: »Ich fühle mich irritiert, aggressiv gemacht. Ist der Therapeut krank, dreht der jetzt durch, kriegt er eine Psychose? Dann gab es aber so etwas wie einen Vertrauensvorschuss: An sich ist er doch ganz vernünftig. Ich dachte an Stimmübungen, wo sich ein tiefer Ton langsam zu einem Gesang entwickelt. Jetzt war meine Empfindung, dass es mehr wie ein Gesang war. Etwas positiv Gemeinschaftliches, ›kindisch‹ kam mir auch in den Sinn.«

Die Irritation steigert sich hier bis zu dem Eindruck, dass der Analytiker jetzt durchdreht. Dieser Eindruck überschreibt sich aber durch eine neue Rahmung, dass der doch ganz vernünftige Analytiker einen Vertrauensvorschuss verdiene. Das Gehörte nimmt jetzt die Qualität einer Einladung zu einem gemeinschaftlichen Gesang an, womöglich etwas kindisch.

Gruppendiskussion

Zunächst fragte ich die Gruppe, wie überzeugt man in der Einschätzung sei, die Intention in der Äußerung des Analytikers richtig erfasst zu haben. Es war bemerkenswert, dass von der recht großen Gruppe nur etwa ein Fünftel der Teilnehmer angaben, sich recht sicher zu sein. Als sich dann später klärte, dass das »Hm« des Analytikers etwas verführerisch Genüssliches habe ausdrücken wollen, ging ein befreiendes, von einem Auflachen beglei-

tetes Rauschen durch die Gruppe. ›Ach so! Jetzt ist es klar, *das* war es‹ – als wenn plötzlich ein Bild scharf gestellt worden wäre, welches man zuvor nur unklar hatte erkennen können. Spielte es hier eine Rolle, dass die Gruppe überwiegend aus weiblichen Teilnehmern bestand? Naheliegend ist jedenfalls, dass ein verführendes Angebot im analytischen Setting nicht nur zu positiver Resonanz, sondern – neben offener Aggression (s. u.) – zumeist zu erheblicher Irritation und Abwehr führt.
Rahmenbezogen gab es somit im überwiegenden Teil der Reaktionen eine erhebliche Verunsicherung. Es stellten sich Ratlosigkeit und Verwirrung ein, bis hin zu der Frage, ob der Analytiker jetzt psychotisch geworden sei. Nicht unbedeutend ist aber, dass diesem Eindruck durch ein Re-Framing seine Substanz genommen wurde. In dieser Überarbeitung wird der Analytiker nun zu einem vernünftigen Erwachsenen, mit dem sich so etwas wie eine kindlich-emotionale Vertrauensgemeinschaft bildet. Diese Wendung gab uns ein anschauliches Beispiel für das Dilemma, in dem sich viele Kinder und Abhängige in sexuellen Missbrauchssituationen befinden und dem sie womöglich durch eine solche verleugnende Selbstberuhigung zu entkommen versuchen. Auch in der Attribution ›kindisch‹ zeigt sich vermutlich ein Abwehrprozess.

Wie schon im ersten Beispiel (müdes »Hm«, s. o.) wird aber auch der Weg beschritten, das potenziell Konfliktträchtige in der Beziehung zum Analytiker durch eine gemeinsame, sich auf ein Drittes richtende Aktion aus der Welt zu schaffen. Patientin und Analytiker werden nun Komplizen, die gemeinsam »so ein Ding machen«. In der Gruppendiskussion stellte man sich jetzt einen Bankeinbruch vor. Auf diese Weise ließ sich die Empfindung leiblicher Erregung (»hibbelig«) im Triebschub nach außen neu kontextualisieren und in einem gemeinsam unternommenen (ödipalen?) Einbruch unterbringen.

Affektive Valenz: Die meisten Teilnehmer reagieren ambivalent. Einige allerdings erleben nur etwas zustimmend Bejahendes, durch das sie sich aufgebaut und unterstützt fühlen. Kann es also sein, dass bei manchen Patienten zu bestimmten Zeiten Äußerungen des Analytikers, die in einer angstfreien und zugleich gehaltenen Atmosphäre auch erotische Beiklänge haben, therapeutisch produktive Entwicklungen in Gang setzen können? Wie heikel dieses Terrain ist, zeigt sich aber in den vielen Kippphänomenen, die von den Patienten beschrieben werden: veräppelt, nicht ernst genommen, bloße Technik. Daraus resultieren als Handlungsimpulse dann wütende Angriffe oder sich verweigernder Rückzug.

Leibliches Erleben: Anspielungen auf das sexuell-erotisierende Moment zeigen sich im »Magen-Kribbeln, wie wenn Kohlensäure aufsteigt« und im bereits erwähnten »hibbelig«.

In einem analogen Rollenspiel in einem anderen Seminar hatte jemand die Empfindung, als würde man sich die Hände reiben. Ein weiteres Gruppenmitglied beschrieb leibliche Gefühle »wie auf einer Achterbahn«. Ohne klar sagen zu können, wo er das nun unterbringen sollte, stellte sich bei einem weiteren Teilnehmer das Wort »drive« ein. Alle diese Reaktionen ließen sich als Beispiele für die ›analytische Rêverie‹ verstehen und als Ermutigung dafür, diesen inneren Einfällen, auch wenn sie sich zum Teil nur ganz vage melden, eine Bedeutung zu geben zum Verstehen dessen, was gerade vorgeht.

Analytiker: »Hm« (kritisch) (Einzelsetting plus)

Wieder sitzt der ›Analytiker‹ mit dem Rücken zur Gruppe, die einen Halbkreis von ›Patienten‹ bildet. Eine ›Patientin‹ sitzt näher, im üblichen Abstand, bei ihm, sie hört aber auch nur seine Stimme. Die in der Nähe des Analytikers sitzende Patientin empfand: »Ich fühlte mich aktiviert. Der Therapeut ist aufgeregt, er macht mir einen Vorwurf, aber ich konnte mich distanzieren, mich abgrenzen. Wir werden uns schon irgendwie einigen.«

Diese Reaktion lässt sich einem Mittelbereich zuordnen, analog der folgenden: »Ich habe mich… energetisiert gefühlt! Aber das war wie ein Stich, wie ein Piekser, huch, invasiv.«

Viele andere erlebten das »Hm« des Analytikers in deutlich negativer Valenz: »Zudringlich, Therapeut hat starke Eigenmotivation / Wie aus der Pistole geschossen, aggressiv / Attacke, impulsiv, ungeduldig / kommt autoritär daher.« Die (leiblichen) Reaktionen gingen in unterschiedliche Richtungen: »Druck zu antworten, ich will mich entziehen / Jetzt muss ich schnell antworten, was leisten / Ich erschrecke, habe keine Lust mehr, darüber nachzudenken / Ich bin zusammengezuckt, fühlte mich eingeschüchtert, ich könnte nicht mehr antworten, es war ein Angstgefühl dominierend / Ich wurde ärgerlich, da gehe ich nicht drauf.«

Statt aggressiver Zudringlichkeit erlebten manche: »Es ist zurückweisend. Gleichzeitig gibt es einen Unterton: ›Ach, das soll ich Ihnen wirklich glauben?‹ Kritisch.«

Es gab auch eine Zentrierung auf die Verfassung des Analytikers: »Überrascht, er hat sich geärgert.« Hier blieb aber jemand neugierig, warum der Analytiker mit dem kritischen »Hm« nachgefragt hat; er wollte das explorieren. Bei einem Weiteren führte die Frage: »Ist der aufgebracht?« zu Irritation, »ich bin nicht mehr im Kontakt mit mir selbst«.

Im positiven Spektrum schließlich lagen die Reaktionen einiger anderer Teilnehmer. »Der Therapeut ist sehr interessiert, er will es genau wissen, es ist ein Ankommen / Ich empfand den Therapeuten als wach und orientiert.«

Auch mithilfe der anschließenden *Gruppendiskussion* wurde klar, wie unterschiedlich doch die scheinbar gleiche Vorgabe ›kritisches‹ »Hm« rezipiert werden kann. Im negativen Extrem so, dass jemand den Kontakt mit sich selbst verliert. Im positiven Fall so, dass der Patient den kritischen Klang als Ausdruck eines wachen Interesses seitens des Analytikers erlebt. Einige erleben von der Bewegungstendenz her eine aggressiv zudringliche Ungeduld – während andere sich kritisch zurückgewiesen fühlen. Bei manchen kommt es zu Ärger bzw. Angst und Rückzug, bis hin zum Kontaktabbruch. Andere wiederum fühlen sich aktiviert, sie können sich dem vorwurfsvoll-kritisch Erlebten gegenüber abgrenzen und verlieren nicht das Vertrauen, in der Beziehung zum Analytiker gemeinsam eine Lösung zu finden.

Das weite und so unterschiedliche Spektrum an Reaktionen führte allen Beteiligten deutlich vor Augen, wie wenig wir es in der analytischen Situation mit etwas Objektivem zu tun haben. Wie sehr es geboten ist, im »Zuhören auf das Zuhören« (Faimberg 2001), auf die Reaktionen des Patienten und die eigenen zu achten.

Patient: »MICH schicken Sie immer pünktlich weg!« (Einzelsetting)

Als der ›Patient‹ mit heftiger Stimme diese Äußerung getan hatte, schien ihm, dass in seinem Sprechen die Wut etwas zu sehr dominierte und dass vielleicht die Not und die Verzweiflung, die er auch hatte übermitteln wollen, nicht ganz zum Ausdruck kam. Wie die Teilnehmer als ›Analytiker‹ diese Äußerung erlebten, sollte wie üblich schriftlich notiert werden. Es war der Spontanität überlassen, wie man als ›Analytiker‹ mit der Situation umgehen würde.

Ich greife einige der Reaktionen heraus. In leiblicher Hinsicht wurde notiert: »Erstmal durchatmen.« Oder: »Wie ein Peitschenschlag!« Ein Teilnehmer stellte sich vor, er als Analytiker hätte vielleicht mit einem: »Oooh, wie kommen Sie darauf?«, reagiert.

Insoweit sich die anschließende *Gruppendiskussion* auf die eben erwähnten Punkte bezog, schien uns dieses »Erstmal durchatmen« von Bedeutung. Mit dieser vorübergehenden Hinwendung zum leiblichen Selbst über das Atmen findet der Analytiker eine leibliche Basis, um dem heftigen Angriff seines Patienten zu standzuhalten. Vielleicht muss er in diesem Moment auch erst einmal gar nichts sagen. Es kam uns Winnicott in den Sinn – ›wach, lebendig und gesund‹ bleiben.

Wie drastisch sich das leibliche Erleben in solchen Momenten gestalten kann, belegte ja die Empfindung: »Wie ein Peitschenschlag!«

Wir diskutierten dieses »Oooh, wie kommen Sie darauf?«. Auf einige Teilnehmer wirkte das »Oooh« wie ein gelungener Versuch, die Wucht des Angriffs stimmlich leiblich an- und aufzunehmen und im Zuge des Empfangs die Heftigkeit des Affekts gleichzeitig etwas herabdämpfend zu modulieren (vgl. Stern 2011, S.149). Man könnte hier von einer gelungenen Transformation sprechen, wobei der sich im Stimmlichen abbildende anfängliche Nachvollzug des von der Wut Getroffenseins die leibliche Basis dieser Transformation hier sehr deutlich macht. Dies würde dann die Voraussetzung dafür schaffen, dass das anschließende »wie kommen Sie darauf?« von dem Patienten als eine raumöffnende, interessierte Neugier seitens des Analytikers empfunden werden könnte. Tatsächlich hatte sich dieser Analytiker auch gefragt, ob sich hinter dem heftig geäußerten Affekt nicht ein ganz anderer Affekt verbergen könnte, er vermutete Traurigkeit. Dieser Einfall lag in der Richtung dessen, was in der heftigen Äußerung des Patienten ja auch enthalten sein sollte: Not und Verzweiflung.

Exkurs

Plassmann (2019, S. 207) bemerkt in einem allgemeineren Kontext: »Daraus folgt für die Vorgänge in der Therapiestunde, dass stets etwas Leibnahes, Emotionales den Ausgangspunkt bildet für alles Weitere. Der Gedanke des Patienten entsteht, nachdem und weil etwas gefühlt wurde, die Resonanz des Therapeuten bezieht sich auf emotionale Ereignisse im Patienten, der Gedanke des Therapeuten entsteht aus den eigenen leibnahen, emotionalen Ereignissen, die sein Denken anregen.« Und Leikert (2019, S. 171) schreibt: »Wir müssen die Bewegung des transformativen Impulses durch die verschiedenen Register intersubjektiv verdoppeln, um dem Vorgang gerecht zu werden. Nicht allein das leibliche Kernselbst des Analysanden muss involviert sein, auch der Analytiker muss in seiner Leiblichkeit präsent und am Verarbeitungsvorgang beteiligt sein.« Grier (2019, S. 844) stellt bei sich fest, wie er nach einem langen Prozess des Durcharbeitens mit einer Patientin sich selbst erlaubt, verschiedene Rollen anzunehmen und in ganz unterschiedlichen Stimmen zu ›singen‹, denen von Kindern, Frauen, manchmal auch Tieren und auch – mit sehr unterschiedlicher emotionaler Musik – von Eifersucht, Parodie, Wut und Humor. »Der Wechsel musste erst im Objekt geschehen, aber bald kam es zu einem responsiven Wechsel im Subjekt: Meine Patientin begann unterschiedliche Arien zu singen, die in Stimmung, Tempo und Rhythmus kontrastierten.« (Übers. J. S.)

Im Verlauf der weiteren Diskussion schälte sich aber noch ein weiterer Punkt heraus. Entscheidend schien für den gesamten Verlauf, dass der Analytiker seiner Patientin erst einmal in gewisser Weise zugesteht, ihn so heftig anzugreifen, ohne dass er der Wucht erliegt, mit der die Patientin ihre Überzeugung äußert. Gelingt uns das immer so recht? Traf die Bemerkung einer Teilnehmerin möglicherweise zu, wenn sie glaubte, in diesem »Ooh, wie kommen Sie darauf?« wie in einer Fußnote eine gewisse Distanzierung herausgehört zu haben? In jedem Fall schien es angemessen, davon auszugehen, dass Analytiker wie Patient nicht immer nur mit einer Stimme sprechen, sondern sich wie in einem polyphonen Mehrklang zur Hauptstimme auch weitere Nebenstimmen melden können (vgl. Knoblauch 2000, S. 17 ff.). So könnte im Sprechen dieses Satzes auch eine Rechtfertigung enthalten sein, in dem Sinn: ›Haben Sie denn nicht bemerkt, dass ich bei Ihnen genauso pünktlich wie bei den anderen die Stunde beende?‹ Schließlich könnte sich in dem Stimmklang, in dem dieses »Oooh, wie kommen Sie darauf?« gesprochen wird, auch ein beschwörender Versuch des Analytikers manifestieren, aus einer eigenen Angewiesenheit heraus die Harmonie zu retten (vgl. Leikert & Scharff 2013, S. 65 ff.).

Patientin: »Am Wochenende ging es mir wieder schlecht.« (Paarsetting)

Von der Gruppe abgewandt, sodass man die Mimik nicht sieht, sitzen die Protagonisten. Auch die ›Patientin‹ ist von der ›Analytikerin‹ her nur vom Rücken her zu sehen. Welchen Satz sich die ›Patientin‹ aus der Liste ausgewählt hatte, weiß niemand. Auch ist der ›Patientin‹ überlassen, in welchem Gestus sie sprechen möchte. Die ›Analytikerin‹ hat die Vorgabe, nur mit einem »Hm« zu reagieren.

Die Patientin hatte die Absicht, ein bisschen demonstrativ zu sprechen, leidend, dabei erwartungsvoll und auch ein wenig vorwurfsvoll.

Die Analytikerin notierte sich, dass sie die Art und Weise, wie die Patientin sprach, als »vital, witzig, trotzig, übertreibend, auch als ein bisschen spielerisch mit Vorwurf drin, aber nicht so sehr«, empfunden habe. Sie selbst mit ihrem »Hm« habe versucht, im Sinne eines ›oh was ist das?‹ darauf einzugehen; es habe »erstaunt, ermutigend, aber auch ein bisschen skeptisch, quasi wie eine ›Anteilnahme unter Vorbehalt‹« klingen sollen.

Die Resonanz in der Gruppe, das Sprechen der Patientin betreffend, hatte eine große Schnittmenge. »Eine gewisse Enttäuschung, bedrückt, leidend, ärgerlich, vorwurfsvoll, fordernd, ein Appell«. Ein trotzig vorwurfsvolles »Du warst ja nicht da!«, das der Analytikerin »vor die Füße geknallt« werde, wird gehört. Auch »nervend«, der Analytikerin solle etwas aufgebürdet werden. – Ein Angriff.

Als leibliche Reaktionstendenz stellte sich bei den Teilnehmern ein: »Genervt / Sich-Verschließen. Zumachen. Die Schultern zusammenziehen. Bis hin zu einem Weggehen.« Darauf meldete sich eine Gegenreaktion: »Ich werde alles aufnehmen und besonders mitfühlend reagieren.« Aber auch: »Als Therapeutin fühle ich mich herausgefordert, jetzt mal los, ich richte mich zum Kampf!« Jemand anders empfindet: »Weg mit dir! Ich will dich wegschieben, du Drama-Queen. Heute bist du mir zu viel.«

Das »Hm« der Analytikerin wurde allgemein empfunden als »neugierig, heranholend, aufnehmend«, die Aufforderung enthaltend, weiterzusprechen. Ein Gruppenmitglied vernahm aber auch eine »zweite Spur«: »›Aber das hatten wir doch schon!‹« Jemand stellte sich die Frage, warum die Analytikerin so freundlich bleibe. Zugleich wurde etwas empfunden wie: »Ich gehe weiter darauf ein, aber ich will auch nicht ganz darauf eingehen. Wie eine Mutter, die ihrem Kind sagt: ›Ganz so schlimm ist es nicht. Es ist leicht überzogen, wie du reagierst, aber dennoch – sprich weiter.‹«

In der *Gruppendiskussion* war zunächst beeindruckend, wie das demonstrative Gebaren der Patientin zum Teil einige drastische Gegenübertragungsreaktionen auslöste, die in der offenen

Arbeitsatmosphäre auch recht ungeschminkt wiedergegeben wurden (»Vor die Füße geknallt«, »Drama-Queen«). War in diesem Kontext das Bemühen – »Ich werde alles aufnehmen und besonders mitfühlend reagieren« – nicht leicht als eine Reaktionsbildung auf Seiten der Analytikerin zu verstehen? Hier machte auch Sinn, dass jemand in seinen Notizen das Wort »vorwurfsvoll« zunächst aufgeschrieben, es dann aber wieder durchgestrichen hatte.

Von der leiblichen Reaktionstendenz her ließen sich vier, zum Teil ineinander übergehende Momente differenzieren: stillstehen und sich verschließen; weg- und aus dem Feld gehen; aber auch: die Patientin von sich wegschieben; bis hin zu: »Jetzt mal los, ich richte mich zum Kampf!«

Bedeutsam war auch, dass das »Hm« der Analytikerin in einigen Reaktionen auch als polyphon, wie mit Neben- und Untertönen gesättigt, empfunden wurde. So hatte ja jemand wie in einer zweiten Spur zugleich ein »Aber das hatten wir doch schon!« herausgehört, glaubte also, eine gewisse distanzierende Skepsis zu vernehmen. Hatte die Analytikerin nicht selber von einer »Anteilnahme unter Vorbehalt« gesprochen? Ließ sich das nicht als therapeutisch produktiv verstehen, analog der von Fonagy et al. (2006, S. 9 f.) beschriebenen Reaktion einer Mutter, die den Affekt ihres Kindes ›markiert‹? Wäre das überhaupt zu erweitern auf eine erstrebenswerte Grundhaltung des Analytikers, in der er sich nicht einfach vom Affekt seines Patienten anstecken lässt (vgl. Krause 2012, S. 153 f.)?

Doch nahm die Diskussion auch dann wieder eine interessante Wendung. Es wäre doch schließlich auch möglich, dass die Analytikerin das Problem der Patientin nicht wirklich an sich heranließ. Sie hatte genug von den ewigen Wochenendproblemen ihrer Patienten und wollte endlich einmal etwas Positives hören. Daher ihre Reserve! Dann die nächste Wendung: Wer weiß, ob die Patientin sich nicht leidend und vorwurfsvoll gab, um zu verbergen, dass das Wochenende gar nicht so schlecht war und sie etwas Gutes erlebt hatte, eine Tatsache, die sie ihrer Analytikerin aber vorenthalten wollte? Dann wäre der leidende Vorwurf nur die Oberfläche, die der Abwehr einer anderen, letztlich als problematischer empfundenen Situation in der Übertragung dienen würde. Und wenn es das nicht war – verbarg sich vielleicht hinter dem Motzig-Aggressiven auch etwas Trauriges, mit dem sich die Patientin ihrer Analytikerin aber nicht zu offenbaren wagte?

Analytikerin: »Ob Sie das eigentlich etwas ärgerlich gemacht hat, was ich gerade sagte?« (Paarsetting)

Die beiden Protagonisten sitzen wieder abgewandt. Auf den Satz, den sich die ›Analytikerin‹ aus der Liste ausgesucht hat, soll die ›Patientin‹ in ihrer Weise mit einem »Hm« reagieren.

Die Analytikerin stellte sich vor, dass es in der analytischen Situation spürbar eine Wut gegeben hatte, die seitens der Patientin aber keine Erwähnung fand. Dies wollte die Analytikerin vorsichtig angehen, aber doch mit dem Ziel, die latente Aggression anzusprechen. Sie wollte offen sein, der Patientin Raum geben. Nachdem sie gesprochen hatte, fragte sie sich, ob das nicht vielleicht doch zu seicht gesprochen war – so wie mit »Weichspüler«.

Die Patientin wollte mit ihrem »Hm« ausdrücken: »Lass mich jetzt in Ruhe damit, es stimmt zwar, aber…«

Diesem trotzig-verschlossenen, ambivalent Agierenden in der Reaktion der Patientin entsprach die Resonanz in der Gruppe.

Auch was das Sprechen der Analytikerin betraf, stimmten die Eindrücke in der Gruppe zu großen Teilen überein: »Erkundend, tastend, fragend, nachdenklich.« Man glaubte aber auch zu hören, dass die Stimme der Analytikerin ein klein wenig eng, etwas defensiv gewesen sei, so als müsse sie sich Mut machen, sich selbst einen Anstoß geben. Es habe etwas entschuldigend geklungen: Rudert sie zurück? Auf dieser Basis gab es aber auch zwei bemerkenswerte weitergehende Anmutungen. Im einen Fall assoziierte sich das defensive mit dem Eindruck »sanft«, ja »zärtlich«, die Patientin müsse dies erleben wie ein Gestreichelt-Werden (s. »Weichspüler«). Im anderen Fall stellte sich ein heftiger Affekt gegen die Analytikerin ein: »Warum so vorsichtig? *Das* macht mich jetzt ärgerlich! Was will sie denn verdammt noch mal?« Das steigerte sich bis hin zu der Annahme, dass die Patientin womöglich empfunden haben könnte: »Ich war nicht ärgerlich, aber jetzt bin ich es!«

In der anschließenden *Gruppendiskussion* wurde zunächst als bedeutsam festgehalten, dass die Analytikerin aufmerksam genug war, um nachträglich noch einmal in das Wie ihres Sprechens hineinzuhören und dabei realisierte, dass es wie mit einem »Weichspüler« aus ihr gesprochen hatte. Es war bemerkenswert, dass sich im performativen Akt des Sprechens etwas hinzugesellte bzw. vergrößerte, was in der ursprünglichen Intention der Analytikerin so nicht enthalten war. Theoretisch ließ sich das einordnen als eine Identifikation mit der Abwehr der Patientin, die ja in den Passagen davor das Geschehen dominiert hatte (s. o.: »dass es in der analytischen Situation spürbar eine Wut gegeben hatte, die seitens der Patientin aber keine Erwähnung fand«) – auch bzw. gerade wenn die Patientin in ihrem »Hm«-Gestus dies motzig-ärgerlich verneinte. Wieder hatten wir ein Beispiel erlebt dafür, dass der Analytiker in der analytischen Situation eben nicht ›draußen vor‹ ist, sondern häufig genug erst einmal ›mittendrin‹.

Exkurs

Dann ging es um die Frage des angemessenen Deutungsstils. Ist nicht in vielen Fällen eine vorsichtig-fragende Vorgehensweise angemessen (vgl. Plassmann 2019, S. 146)? Es sprach aber auch etwas dafür, sich in manchen Situationen mehr ›beschreibend -definitorisch‹ zu äußern. Etwa in der Form: »Ich habe den Eindruck, Sie sind ärgerlich.« Der Versuch, einen Sachverhalt zu benennen, ohne dabei intrusiv zu sein, böte hier womöglich dem Patienten mehr Raum, sich der eigenen affektiven Gestimmtheit bewusst zu werden. Umgekehrt hat das Fragend-Tastende möglicherweise den Effekt, dass sich die Handhabung der aktuellen Situation zwischen Patient und Analytiker als ausgesprochen heikel darstellt und der Patient das Gefühl bekommt, dass über Aggressives hier nur mit allergrößter Vorsicht zu sprechen ist.

Nun hätte sich ja auch angeboten, die Regung: »Warum so vorsichtig? *Das* macht mich jetzt ärgerlich! Was will sie denn verdammt noch mal?«, als ›Ausreißer‹ i. S. einer sehr persönlich geprägten Reaktion wie wegzubuchen. Uns allen war aber klar, dass sich gerade aus der Randposition heraus etwas aussprechen kann, das uns hilft, die komplexe Situation, in der man sich beim Deuten befindet, tiefer zu verstehen. Wie schwer es ist, innerlich abzuwägen, in welchem Gestus man jetzt etwas seinem Patienten sagt – vorausgesetzt, man findet überhaupt im Vorhinein die Zeit dazu. Ergänzend zur damaligen Gruppendiskussion sei noch einmal erwähnt, dass wir bei allen stimmlichen Minisequenzen die Komplexität des sprachmusikalischen Gestus erfahren konnten. Zum Beispiel: Wie lange wird ein Vokal gesprochen? Vermittelt der ›Sound‹ Offenheit oder gepresste Enge, etwas Zischendes oder ein vorsichtiges Flüstern? Verläuft der melodische Bogen von oben nach unten oder unten nach oben? Ist die Vitalitätskontur energisch oder entspannend? Stern (2011, S. 63) führt aus: »Sind musikalische Veränderungen (der Lautstärke, der Höhenkontur, der Intervalle, der Einschwingzeit, der Artikulation und des Tempos) mit menschlichen Bewegungen im Raum (Art der Bewegung, Richtung, Geschwindigkeit usw.) assoziiert? Sie sind es.« Ein Crescendo zum Beispiel wird als ein »Näherkommen mit wachsender Geschwindigkeit erlebt; ein Abfall der Tonhöhe als eine nach links unten zielende Annäherungsbewegung« (s.a. Plassmann 2019, S. 146; Kobylinska-Dehe 2019, S. 529) schildert uns, wie sie in einer Therapie eine Gedichtzeile auf Polnisch aussprach, und ihre Patientin nur rhythmisch den Klang der Worte wiedergab, ohne zu fragen, was es bedeutet (s. a. die ›Lauthülle‹ bei Anzieu 1991, S. 207 ff.).

Auf das Mimische zentriert

Die meisten Teilnehmer erlebten, dass sie sich dem mimischen Ausdruck ihres Gegenübers viel unmittelbarer ausgesetzt fühlten als dem, was sie gehört hatten.

Analytiker vermittelt im Gesichtsausdruck »traurig« (Einzelsetting)

Ein Teilnehmer fragte sich, was es denn sei, was den Analytiker traurig mache. Andere spürten die Tendenz, den Therapeuten zu trösten und zu halten. Es gab aber auch umgekehrt eine reserviert-skeptische Distanz, als beanspruche der Analytiker hier ein ›Schon mich bitte‹ für sich.

Die gleiche Vorgabe löste in einer anderen Gruppe u. a. das Gefühl aus, den Analytiker zu belasten. Während genau gegenteilig ein anderer Teilnehmer das Gefühl hätte, darin verstanden zu werden, wie schwer etwas für ihn, den Patienten, ist.

Analytiker vermittelt im Gesichtsausdruck »wütend-aggressiv« (Einzelsetting)

Bemerkenswert war hier, dass nur ein Gruppenmitglied den Affekt des Analytikers angemessen erfasste: »Aggressiv, der provoziert Streit!« Die Teilnehmerin registrierte in sich eine symmetrische Handlungstendenz: »Ich hau dir in die Fresse!« Sie fühlte sich leiblich wie ein »männlicher Affe im Urwald«. Die übrigen Teilnehmer schienen allesamt in ihren Reaktionen die Heftigkeit und Bedrohlichkeit des wahrgenommenen Affektes ›abwärts‹ zu moderieren: »kritisch, ich fühle mich nicht verstanden« bzw. »kritisch-distanziert«.

Analytiker vermittelt im Gesichtsausdruck »misstrauisch-kritisch« (Einzelsetting)

Auch hier fand die Vorgabe in einem Teil der Gruppe nur schwer eine Aufnahme, sie wurde ebenfalls ›entschärft‹ zu: »neutral« oder »unzugänglich, aber nicht unfreundlich« oder überdeckt mit dem Vitalitätsaffekt »gedämpft, müde, erschöpft«. Von anderen Teilnehmern wurde das Kritische aber durchaus aufgenommen und erweiterte sich hin zu »aversiv, grenzüberschreitend, abwertend, verurteilend, abschätzig, verächtlich«. Bei einem Teilnehmer resultierte dies in dem Gefühl: »Damit kann ich meinem Therapeuten nicht kommen, er ist von etwas angeekelt, damit will er nichts zu tun haben.« Jemand empfand hingegen, dass der Analytiker hier auch im positiven Sinn einer Äußerung gegenüber eine kritische Distanz eingenommen haben könnte und im Sinne eines ›Moment, was ist hier los?‹ den Raum für eine weitere Klärung offengehalten haben könnte. Hier schlossen sich Diskussionen an, ob es nicht gerade dem Borderline-Patienten gegenüber zumeist sehr schwerfällt, einen Affekt nicht unmittelbar auf sich selbst zu beziehen (vgl. Moser & Zeppelin 2004).

Patientin vermittelt im Gesichtsausdruck »Ich komme zu meiner lieben Therapeutin«. (Paarsetting)

Die ›Patientin‹ will der ihr direkt gegenübersitzenden ›Analytikerin‹ vermitteln: »Ich komme zu meiner lieben Therapeutin, die ich sehr mag, bin in einer verführerischen Laune und neugierig auf die Stunde.«

Im Rollenspiel glaubt sie dann bei ihrer Analytikerin wahrzunehmen, dass diese Liebe in deren Lächeln erwidert wurde. »Ich war überrascht, das war manchmal so tief, so ernst, ich bekam etwas Angst, was ist dahinter, ich habe Gänsehaut gefühlt... Das Lachen am Schluss konnte ich mir nicht deuten. Wieso konnte die Therapeutin die Stunde nicht richtig beenden?«

Die Analytikerin berichtete, dass ihr erster Gedanke beim Aufschreiben war: »Da war nichts! Was soll ich aufschreiben?« Sie habe etwas warmes Spielerisch-Mädchenhaftes wahrgenommen, das sie aber als Abwehr von etwas Traurigem verstand, das nicht zum Vorschein kommen sollte. An dieses Dahinterliegende sei sie aber nicht herangekommen, habe schließlich die Abwehr mitgemacht, am Schluss sei dann dieses Lachen ausgebrochen.
In der Gruppe glaubte jemand wahrzunehmen: »Unterhalten die beiden eine Liebesbeziehung? Es gab viel direkten Blickkontakt, irgendeine sehr stimmige Qualität.«

In der anschließenden *Gruppendiskussion* überwog der Eindruck, dass die Hauptschwierigkeit für die Analytikerin in dieser Szene darin gelegen haben könnte, damit umzugehen, dass die Patientin ihr einen solchen warmen Strom von Liebesgefühlen entgegenbrachte. Es sprach vieles dafür, dass sich die Analytikerin vor der Unmittelbarkeit dieses Liebesstroms mit dem Konzept schützte, dass es eigentlich um etwas anderes ginge. Oder dass sie doch zumindest eine Umakzentuierung vornahm, indem sie auf etwas im Blick ihrer Patientin, was es womöglich auch irgendwo gab, ausschließlich fokussierte. Die Gruppe jedenfalls konnte die Hypothese der Analytikerin nur schwer teilen. Das aktuelle Problem schien in der Überraschung zu liegen, in welche Tiefe die libidinöse Strömung ging, die sich zwischen den beiden Protagonisten gerade auftat (»Gänsehaut«).

Exkurs

Stern (2005, S. 120) erläutert: »Liebende können einander minutenlang in die Augen sehen, ohne ein Wort zu sagen – sie fallen sozusagen durch das ›Fenster der Seele‹ in das Innere des Anderen hinein. Im Gegensatz dazu können Nicht-Liebende (in unserer Kultur) die anwachsende Intensität eines stummen wechselseitigen Sich-Anblickens nicht länger als sieben bis neun Sekunden lang tolerieren, sofern sie nicht entweder streiten oder Sex miteinander haben.« Zeigte sich die Schwierigkeit, die intensive Tiefe zu halten, die sich vorübergehend unerwartet eingestellt hatte, womöglich auch darin, dass die Analytikerin schließlich in ein explosives Lachen ausbrach und damit die für einen Moment überraschend stark erlebte Emotion konterkarierte? – Im späteren Nachsinnen über diese Passage stoße ich auf die folgende Bemerkung von Wolfe (2019, S. 55) zur erotischen Übertragung: »Die Liebe, die uns überrascht und unsere moralische und intellektuelle Integrität infrage stellt, ist ein körperliches, zwischenmenschliches, seelisches Erleben, das unterschiedliche Entwicklungsstadien im Behandlungsraum lebendig werden lässt. Eine erotische Erfahrung hat ganz wesentlich mit Leidenschaft zu tun und ist paradox. Die Kombination aus beidem kann uns aus der Fassung bringen.« Pinsky (zit. n. Wolfe 2019, S. 55) bemerkt zu den *Paradoxien* im Behandlungsraum: »Die Situation ist real, ist irreal; sie ist inszeniert, sie ist das wirkliche Leben; sie ist persönlich, sie ist unpersönlich; (…) sie beginnt mit einem ›Nein‹ und schürt ein ›Ja‹; sie bietet Sicherheit, diese Sicherheit facht etwas an; (...) sie verbietet, sie erlaubt; sie enttäuscht (…) sie ist ›auf Wahrhaftigkeit aufgebaut‹ (…), sie beginnt aber mit einer Verführung (…).« Wolfe (ebd., S. 55) fährt fort: »Für Freud war es ein Widerstand, wenn eine Patientin sich verliebte (...) Heute könnten wir vom Gegenteil sprechen: Das Fehlen einer erotischen Übertragung signalisiert, dass es der Behandlung an Lebenskraft fehlt, einem ›elan vital‹.« (s. a. Scharff 2010, S. 42 ff.)

Patient vermittelt im Gesichtsausdruck: »Der lässt mich allein...« (Paarsetting)

Die Rahmung war für den ›Patienten‹ wie für den ›Analytiker‹ erneut nur über den Gesichtsausdruck zu kommunizieren.

Der Patient versuchte auszudrücken, dass er sich von seinem Analytiker alleingelassen fühlte, er wurde immer wütender, weil der Analytiker nichts sagte. Zugleich spürte er aber auch, dass er irgendwie nicht wollte, dass der Analytiker antwortet. Er beendete die Szene dadurch, dass er aufstand: ›Ich mach das nicht weiter mit!‹

Der Analytiker hatte am Anfang beim Patienten so etwas wie ein Saugen mit dem Mund beobachtet. Aber dann auch: ›Jetzt will ich nichts mehr haben!‹- als stünde eine Aggression im Weg. Er als Analytiker habe sich öffnen wollen, den Patienten aber als sehr eindringlich erlebt und sich ohnmächtig und hilflos erlebt. Schließlich habe er sich so eingestellt, dass er den Patienten »durch sich durchschreiten lassen wollte«.

Die Schnittmenge dessen, was man in der Gruppe beim Patienten wahrzunehmen geglaubt hatte, war sehr groß. »Ein erwartungsvolles ›tu was‹, enttäuscht, entwertend, ärgerlich, vorwurfsvoll, Wut, ›richtig sauer‹, sich abwenden, ›lass mich in Ruhe‹, aber auch etwas Forderndes.« Die Dramatik der Situation war allen spürbar.

Die Gruppenteilnehmer erlebten den Analytiker weniger einheitlich. »Betroffen, zugewandt, suchend / müde... vielleicht Ärger bei ihm / müde, genervt, irgendwann war er aber auch interessiert, seine Augen sehen müde aus, aber die Haltung war doch irgendwie zugewandt ein gewisser Gegensatz / ›Was ist hier los?‹ / Versuch, im Kontakt zu bleiben, aber auch Rückzug, eingeschüchtert, in der Wiederholung den Blick als nichtssagend, neutral unbeteiligt empfunden / Professionell distanziert, Blick gelangweilt, unberührbar.«

Manche überlegten, was sie selber gerne gesagt hätten, hätten sie denn sprechen dürfen: »Sie ärgern sich über mich.« Aber es gab die Befürchtung, das hätte eine Explosion ausgelöst. Jemand anders stellte sich vor, er hätte erst einmal ausgeatmet und gehofft, darüber Raum zu finden. Eine weitere Teilnehmerin nahm leiblich bei sich eine Bewegung nach rückwärts hinten wahr – ›nimm dich in Acht, sei vorsichtig‹, aber dann auch wieder so eine Bewegung nach vorne zum Patienten hin. Jemand sagt: »Als Therapeutin hätte ich so einen Mismatch erlebt, etwas kann nicht gelockert werden, ich krieg es auch nicht zusammen. Wie kommen wir da wieder raus?«

Bemerkenswert war nun, dass sich die dann folgende, zuweilen turbulente und hochaffektive *Gruppendiskussion* an der Bemerkung des Analytikers festmachte, er habe sich schließlich so eingestellt, dass er den Patienten »durch sich durchschreiten lassen wollte«.

Die erste Einlassung in dem bewegten Hin und Her, das ich hier etwas verkürzt wiedergebe, lautete: »Das schaffst du doch nicht! Das ist genau das, was ich kritisch als professionelle Distanz erlebe. Wie mitgenommen du warst, zeigt sich ja auch darin, dass du am Schluss direkt nach deinen Notizen gegriffen hast.« Dann folgte die Frage, was das für ein großer Anspruch sei, Affekte aufzunehmen. Dürfe man nicht auch mal den Wunsch haben, sich zu schützen? Der Analytiker beteuert, er hätte so gerne gesprochen. Und mit dem ›Durchschreiten‹: Es wäre »wie eine Welle gewesen, die er durch sich durchgehen lässt«. Sofortiger Protest: Das geht doch physikalisch gar nicht, eine Welle könne man nicht durch sich durchgehen lassen. Jemand sekundiert: Vielleicht ist gemeint, sich der Welle zu ergeben, in dem Sinn, dass man sich der Welle nicht entgegenstellt. Der Patient schaltet sich ein: Ja, in dem Sinn würde er das als eine Begleitung empfinden. Wieder ist man beim Durchschreiten, der Analytiker bringt das Bild von einer Röntgenwelle. Jetzt heißt es: Das sei ja fast gruselig! Und diese Wellen spürt man ja gar nicht. Der Analytiker versucht es erneut, dass er einen Raum zum Denken gesucht habe. Er habe durchaus diese Wucht empfunden, aber habe sich die Frage gestellt, was kommt denn danach? Er habe sich gesagt: Das muss doch Übertragung sein! Sofort wird kritisch eingewendet: Genau, das ist wieder diese professionelle Distanz. Ich moderiere: Konzepte können eine wichtige haltgebende Funktion haben, aber natürlich, sie können auch eine Zuflucht sein (vgl. Bohleber 2007, S. 997). Weiter bemüht, die Spannung zu mindern, rette ich mich in einen Deutungsvorschlag – im Grunde am gegebenen Setting des Rollenspiels vorbei (s. o. die Anweisung: Nicht Sprechen). Da ich einer möglichen Deutung, die mit einem »Sie« beginnt, kritisch gegenüberstehe, versuche ich es mit: »Mensch, das ist heftig.« Diese Deutung kommt in der Gruppe gut an, drückt sich darin doch aus, dass beide Protagonisten momentan starken Gefühlen ausgesetzt sind – wobei die sprachliche Formulierung des Geschehens hier einen Rahmen schafft, in dem Analytiker wie Patient für einander leibhaft spürbar bleiben. Im Weiteren wird der Patient gefragt, wie es ihm denn gehe, wenn der Analytiker versucht, die Situation auch als Übertragung zu verstehen. Er antwortet, dass ihm das Konzept hilfreich erscheine. Er erlebe ja dann beim Analytiker, dass dieser sich nicht ganz direkt gemeint fühlt, dass der Analytiker es nicht so persönlich nehme. Das wäre auch so etwas wie: die Welle mitreiten. Auf der anderen Seite vermittle mein Deutungsvorschlag ›Mensch das ist heftig‹ ja auch, dass er seinen Analytiker erreicht. Ich spreche von einer Gratwanderung. Jetzt holt der Patient, stark bewegt, zu einem Rückblick über seine Ausbildung aus: Immer wieder habe er gehört Abstinenz, Abstinenz, Abstinenz! Übersetzt auf solche Situationen wie heute hieße das dann: Im Zweifelsfall erst mal gar nicht reagieren! Die Ausbildung erlaube einem ja gar nicht, menschlich zu sein. Jetzt moderiert jemand anderes: Es gab ja bei der Übung doch den Rahmen, nicht zu sprechen, und das machte es so schwierig! Weiter wird gesagt, man wolle gar nicht immer gleich reden, man sei froh, dass man das nicht immer tun müsse. Nach der Pause meldet sich noch einmal der Analytiker: ›Durchschreiten‹ habe er eigentlich so auffassen wollen, als ›etwas die Chance geben, dass er sich das vertraut machen kann‹. Eine nachträgliche Erläuterung, die mit ihrer tastenden Vorsicht eine positive Resonanz bei den Teilnehmern hat. Und doch drückt sich in der Gruppe auch ein Zögern aus: Man bleibe doch oft auch mit Schuld zurück, auch mit dem Schmerz, einer Trauer über Verpasstes. Ich schließe, in dem ich mich noch einmal auf die Äußerung zum Mismatch beziehe: Es gilt, die Schwierigkeit auszuhalten, dass man sich in einer Situation befindet, für die es gegenwärtig keine Lösung gibt (vgl. Casement 1989, S. 16 f.; Schneider 2007, S. 672 f.).

Gesamtgestus

Analytiker: »Ja, hm, leider muss die Stunde am nächsten Dienstag ausfallen.« (Paarsetting)

Der ›Analytiker‹ hatte sich den Satz aus einer bereitliegenden Liste herausgesucht. Er fühlte sich total schuldig. In der Vorbereitung auf das Sprechen sagte er sich aber, »das ist doch gar nicht so schlimm. Ich habe doch ein Recht, das zu sagen«. Als er dann mit seinem Satz anfangen wollte, spürte er großen Druck. »Ich mache etwas Schlimmes, ich komme da nicht raus.« Nachdem er gesprochen hatte, ging ihm durch den Sinn: »Verdammt, was ist das jetzt?!« Er hatte eigentlich dem Listenvorschlag entsprechend das Wort ›absagen‹ verwenden wollen, es rutschte ihm aber ein anderes Wort über die Lippen, nämlich »ausfallen«.

Der ›Patientin‹ war die Reaktion freigestellt. Sie reagierte mit einem schnellen: »Warum?«

Die Reaktionen der Gruppe zentrierten allesamt darauf, wie unangenehm dem Analytiker diese Mitteilung zu sein schien und von welchem Schuldgefühl dies begleitet war. Was den leiblichen Gestus anging, fiel auf, dass er verlegen die Finger drehte, dass er zögernd zweimal mit dem Sprechen ansetzte, dass es schien, als wolle er es schnell hinter sich haben und gleich weggehen, dass er die Patientin nicht anschaute. Es vermittelte sich der Eindruck einer Rollenumkehr. Eine Teilnehmerin hatte notiert: »Als wolle er dem Blick der Therapeutin nicht begegnen…« Sie merkte beim Vorlesen ihrer Notizen, dass sie statt Patientin in einer Fehlleistung »Therapeutin« geschrieben hatte. Es stand im Raum: Ob die Patientin in einer Rollenumkehr etwas für den Analytiker-Patienten tun muss?

Es wurde spekuliert: Ob der Analytiker vielleicht zu einer Beerdigung gehen müsse? Ob seine Patientin in einer ähnlichen Situation ist und er sie schonen möchte? Aber dass es vielleicht auch ganz umgekehrt sein könnte, dass er sich nämlich etwas Tolles gönnen möchte, dies aber mit seinem Pflichtbewusstsein kollidiert.

Die anschließende *Gruppendiskussion* – in der in Versprechern mehrfach Analytiker und Patientin verwechselt wurden – fokussierte zunächst auf den nach unten gewandten Blick des Analytikers, der als Ausdruck seiner Schuldgefühle interpretiert wurde. Warum gibt es diese Schwierigkeit, eine Stunde abzusagen, gleich ob dies wegen einer Trauerfeier oder eines Vergnügens ist? Dass die angestrebte Kontinuität der Sitzungen, die ja mit zum Setting und grundlegenden Rahmen gehört, nicht gewährleistet ist, geht in diesem Fall auf Umstände zurück, die zur Welt des Analytikers gehören. Solchen Vorkommnissen kommt erhebliche Bedeutung zu und der Analytiker ist gefordert, dafür die Verantwortung zu übernehmen. Es gilt für den Behandler, damit umzugehen, dass er für seinen Patienten nicht unter allen Umständen als versorgendes (›allmächtiges‹ Mutter-)Objekt zur Verfügung stehen kann oder will, sondern nur ein relativ guter Analytiker, eine im Winnicott‹schen Sinn ›good enough mother‹, ist. Im Idealfall läuft dieser Trauerprozess innerlich ab, sodass der Analytiker sich durch seine inneren Objekte getragen fühlen kann, die ihm verzeihen. Oft genug fällt es dem Analytiker aber schwer, sich dem schuldhaften Aspekt dieser Situation zu stellen, und dann liegt es nahe, dass er sich in einer Rollenumkehr an seinen Patienten als äußeres Objekt wendet: Der äußerlich nach unten gerichtete Blick wendet sich innerlich nach oben an die Gewissensinstanz, die der Patient in diesem Moment repräsentiert. Es ist nun der Patient, der dem Analytiker verzeihen, ja ihn erlösen soll. Der Analytiker ist der Problemträger – von daher die Rollenumkehr. Es war eindrücklich zu erleben, dass sich der innere Mitvollzug dieser Situation in der Gruppe bis in die Fehlleistungen von Verschreiben und Versprechen hinein manifestierte. Wir alle spürten, wie schwer es ist, den allgemeinen Satz haltungsmäßig einzulösen, dass auch für den Analytiker ein bestimmtes Maß an Freiheit gelten muss. Wir hören das in der Theorie, aber wie geht es uns in der Praxis?

Exkurs

In einem kurzen humorvollen Ausflug deklinierte ich durch, wie unterschiedlich Analytiker je nach persönlicher Art sich hier verhalten können. Der eher depressive, der, wie beschrieben, seinen Patienten um Schuldbefreiung anbettelt. Der mehr narzisstische, der nach dem Motto verfährt: ›Mein Patient kann doch froh sein, dass er überhaupt zu mir kommen kann.‹ Der tendenziell hysterische, der seinen Patienten mit besonderer Liebe und Fürsorge entschädigen möchte. Und schließlich der zwanghafte, der sorgfältig Buch führt: ›Diese Absage geht aufs Haus – die nächste geht auf Sie!‹

In der Supervision bekommt man womöglich nahegelegt, dass man jetzt einmal die Aggression, das Erotische, die Bedürftigkeit oder was immer auch sonst einmal ansprechen sollte. Es wird uns klar, dass diese Hinweise durchaus richtig sein können – aber dass der Analytiker immer noch seinen eigenen Weg dahin finden muss, entsprechende Ratschläge auf seine persönliche Weise zu vertreten. Sonst sucht er einen Schutzschild im Befolgen einer rezepthaften äußeren Anweisung, ja, er verbirgt sich hinter Autoritäten. Er rechnet nicht mit ›Blut, Schweiß und Tränen‹, und es inszeniert sich oft genug das genaue Gegenteil des Intendierten. Unser Protagonist hatte sich ja vorgenommen, keine Schuldgefühle zu haben (»Das ist doch gar nicht so schlimm. Ich habe doch ein Recht das zu sagen.«), aber genau das Gegenteil vermittelte sich dann. Nun wird es öfters so sein, dass uns das geschieht. Dann ist es wiederum wichtig, auf die Reaktion des Patienten zu achten bzw. dem eigenen Sprechen noch einmal nachzuhören und nicht zu verleugnen, was da gerade geschehen ist. Unser aufmerksamer Protagonist fühlte ein »Verdammt, was ist das jetzt?!« nach dem Sprechen. Interessant auch, dass die Listenvorgabe, die das Wort ›absagen‹ enthielt, sich im Sprechen des Analytikers ungewollt verwandelte in einen entschärfenden Satz, in dem das eigene Tun des Analytikers im »muss ausfallen« wie verschwand. Die Folge davon, dass hier der vorgängige innere Bearbeitungsprozess fehlte, wurde dann sehr eindrücklich am eigenen Leib erlebt: Vorstellung und Realisierung im Sprechen unterschieden sich wieder einmal voneinander, es spricht sich etwas anderes aus, als das, was man eigentlich hatte sagen wollen (vgl. Scharff 2010, S. 30; s.a. Waldenfels 2019, S. 258). In einem verwandten Kontext, dem Umgang mit heftigen Wutattacken seitens des Patienten, betont Plassmann (2019, S. 228): »Moralische Kategorien, Appelle an die eigene Friedfertigkeit, helfen dem Therapeuten dabei nicht, sondern das eigene Prozessgefühl, das darüber informiert, dass in einem solchen Moment die Regulation der Emotionsstärke verlorengegangen ist, auch in der eigenen Person.«

Patientin: »So habe ich das aber gar nicht gemeint…« (Paarsetting)

Die ›Patientin‹ hatte sich den Satz aus einer Liste von Vorgaben herausgesucht. Dem ›Analytiker‹, der nicht wusste, was die ›Patientin‹ sagen würde, war die Reaktion freigestellt.
Als die Runde an ihr war, erläuterte die Patientin vorweg, sie habe sich nur eine kurze innere Vorbereitungszeit für das Rollenspiel gegeben. Mit der Wendung »So habe ich das aber gar nicht gemeint« hatte sie eigentlich auf Schuldgefühle abheben wollen, die sie zuvor empfunden hatte. Beim Sprechen ging es aber in eine andere Richtung. Sie wollte sich schützen und startete einen Angriff. Eine rebellische Komponente. Sie wollte Schuld von sich abwenden.

Die Reaktion des Analytikers habe sie als einladend erlebt, einen Raum eröffnend. Er habe ihr den Wind aus den Segeln genommen.

Der Analytiker nahm in der Übung an, dass er seine Patientin wohl missverstanden und damit verletzt habe. Er spürte, wie sie in den Gegenangriff ging. Er hatte ihr aber kein Leid antun wollen, er wollte dies wiedergutmachen und korrigieren. Er hatte die Patientin fragen wollen: »Wie haben Sie es denn gemeint?« Doch hielt er an dieser Stelle inne. Sein Interesse verlagerte sich darauf, wie es denn zu diesem Missverständnis hatte kommen können. Er wollte etwas in der Schwebe halten, was ihn deswegen nur mit einem »Ach so« reagieren ließ. Er war sich aber unsicher, wie dieses »Ach so« bei der Patientin rüberkommen würde, ob die Patientin dies ihrerseits als einen Angriff seinerseits empfinden könnte.

Ein Teilnehmer der Gruppe brachte die Korrektur der Patientin mit einem äußeren Störreiz in Verbindung, der zur Folge gehabt hatte, dass der Analytiker etwas nicht richtig gehört hatte.

Die Reaktionen der übrigen Teilnehmer teilten sich spontan in zwei Gruppen (s. u.) auf, die im Kern von zwei gegensätzlichen Eindrücken ihren Ausgang nahmen. Bei einigen wenigen Teilnehmern bildeten sich diese Gegensätze insofern in einer Person ab, als sie bei der Formulierung ihrer Wahrnehmungen einander gegenläufige Tendenzen zum Ausdruck brachten.

Auf der einen Seite wurde also empfunden: »Sie ist irritiert, beleidigt, sie wehrt sich, sie grenzt sich ab, sie ist verletzt, ärgerlich.« Manche erlebten die Patientin als »fordernd, strafend, aggressiv«. Sie wolle »die Kontrolle zurückgewinnen, das Heft in die Hand nehmen, gehe in den Kampf«. In leiblicher Hinsicht erlebte hier eine Teilnehmerin: »Ein Zucken, das geht in mich hinein, ist in mir drin.«

Am anderen Pol wiederum wurde die Patientin als sich »entschuldigend« erlebt; »flehend, weinerlich« versuche sie, wie bei einer Gerichtsverhandlung in Kontakt zu kommen und sich zu erklären. Eine weitere Teilnehmerin stellte etwas »Resignierendes« fest, »fragil, abbrechend«.

Im Gespür für im Konflikt liegende Tendenzen formulierten aber eben auch einige: »Vorwurfsvoll, aber auch Hilfe suchend«, bzw. »Aggression gespürt, aber auch etwas Verletzliches, es könnte sich etwas verschließen«. Hier stellten sich, auf die leiblichen Bewegungstendenzen beider Protagonisten bezogen, u. a. folgende Bilder ein: Es ist »wie auf einer Wippe stehen, man trägt sich gegenseitig«. Oder: »Wie eine Schaukel, die Patientin schubst an und der Therapeut spielt die Schaukel wieder zu.«

Der Analytiker wurde vom überwiegenden Teil der Gruppe erlebt als »innehaltend, einfühlsam; er lässt es an sich heran, gibt Raum, Halt, bringt Ruhe herein«. Manche vermuteten Sorge und Schuldgefühle bei ihm, glaubten auch den Wunsch zu spüren, etwas wiedergutzumachen. Da, wo die Patientin allerdings als sich entschuldigend, flehend weinerlich erlebt wurde, gab es wiederum den Eindruck, der Analytiker ginge ungläubig hinterfragend auf Abstand, er habe die Patientin auf einen Punkt – nämlich das, was sie vorher gesagt habe – festnageln wollen.

Die anschließende *Gruppendiskussion* brachte erneut einige Erkenntnisse von allgemeinerer Bedeutung.

Einmal, dass sich in der Annahme, die Patientin korrigiere den Analytiker nur deshalb, weil er sich wegen eines äußeren Störreizes verhört habe, eine nicht ganz seltene Abwehrbewegung vollzieht. Was als potenzielles Problem in der Beziehung zwischen Patientin und Analytiker im Ohr des Analytikers seinen Platz und zugleich nicht seinen Platz suchte – nämlich das Eingeständnis ihrer Schuldgefühle –, wird nun vom Analytiker nach außen verlagert: Von außerhalb der Beziehung kommt die Störung, die Patientin korrigiert ihren Analytiker also nur deswegen, weil er sie wegen einer äußeren Störungsquelle nicht richtig hören konnte. Die Beziehung ist somit von Problemen freigehalten. (Zur Differenzierung zwischender Antwort auf Anreize, die *von etwas* ausgehen und einem Appell, der *von jemandem* ausgeht s.a.Waldenfels 2019, S. 128).

Exkurs

An anderer Stelle habe ich beschrieben, wie es in einer meiner analytischen Stunden tatsächlich einen äußeren Störreiz gab – meine Hörgeräte piepten aufgrund einer Fehlfunktion –, was die Patientin zu der zwar in der Realität unzutreffenden, aber innerlich doch einsichtsvollen Bemerkung brachte, meine Hörgeräte seien wohl durch sie genervt. Diesen Faden nahm ich aber nicht auf, sondern beschwichtigte mit der Bemerkung: »Nein, nein, das hat mit Ihnen nichts zu tun!« (Scharff 2010, S. 120)

Weiter beeindruckte die Erfahrung der Patientin, dass sie sich bei dem, was schließlich aus ihr sprach, ganz anders reden hörte als das, was sie zunächst spontan intendiert hatte. Sie erlebte, wie sich statt einer korrigierenden Bemerkung, in der sie die in ihr durchaus vorhandenen Schuldgefühle thematisieren wollte, etwas ganz anderes einstellte, nämlich eine sich selbst schützende Abwehrbewegung verbunden mit einem rebellischen Angriff auf den Analytiker. War das Erlebnis dieser unwillentlichen Verdrehung nicht ein eindrückliches Beispiel dafür, wie sich ein Widerstandsgeschehen in der Stunde formiert, und wie wichtig es ist, dass der Analytiker sich in seinem Verständnis nicht nur von dem Affekt leiten lässt, der aktuell die Oberfläche des Geschehens beherrschen will?

In diesem Kontext ließ sich auch die auffallende Polarisierung in der Gruppe verstehen, was die bei der Patientin empfundene affektive Verfassung anging. Der eine Teil reagierte auf die Abwehr der Patientin und erlebte Angriff, Kampf, aggressive Schuldzuweisung. Der andere Teil erspürte das Abgewehrte und empfand die Patientin als verletzlich und fragil. Manche wiederum waren für beide Seiten empfänglich und erlebten Aggression, aber auch Verletzliches. Es wurde erörtert, dass es im weiteren Verlauf wohl darum ginge, an beidem, der Abwehr und dem Abgewehrten, zu arbeiten.

Im Weiteren diskutierten wir auch des Längeren, dass der Analytiker ja seinen ursprünglichen Impuls, seine ›verletzte‹ Patientin in der Absicht schuldbewusster Wiedergutmachung zu fragen, wie sie es denn gemeint habe, nach einem kurzen Innehalten verwarf. Er antwortete nur mit einem »Ach so«. War die Sequenz nicht ein überzeugendes Beispiel dafür, wie eine projektive Identifikation funktioniert – wäre sie denn zum Erfolg gekommen? Dann hätte nämlich der Analytiker und nicht die Patientin mit dem Problem innerer Schuldgefühle zu tun gehabt. In dem innehaltenden und zugleich raumgebenden »Ach so«, das auch von vielen in der Gruppe so wahrgenommen wurde, spielte der Analytiker implizit das Thema wieder zur Patientin zurück. Das spiegelte sich wohl auch in den Einfällen der Gruppe, die eine Wippe oder Schaukel imaginierten. Dass wir es hier nicht mit Spekulationen zu tun hatten, belegte auch die Reaktion der Patientin. Sie fühlte, dass ihr der Wind aus den Segeln genommen war. Am Schluss fielen uns auch Situationen mit Kindern ein, die mit der Schwierigkeit kämpfen, etwas als schuldhaft Empfundenes einzugestehen, und erst einmal noch etwas Böses tun ›müssen‹.

Analytikerin: »O. K. – Wir müssen an dieser Stelle die Stunde beenden.« (Paarsetting)

›Analytikerin‹ und ›Patientin‹ sitzen einander halb schräg gegenüber, ohne sich anzuschauen. Was die ›Analytikerin‹ sagt und wie die ›Patientin‹ reagiert, ist beiden freigestellt. Sie wenden sich erst dann einander zu, nachdem die ›Analytikerin‹ dem Gruppenleiter das Zeichen gegeben hat, dass sie jetzt in der Verfassung angekommen ist, die sie mit ihrem Sprechen ausdrücken möchte. Auf ein Signal des Gruppenleiters hin wenden sich beide Protagonisten einander zu.

Die Analytikerin stellte sich eine Situation vor, die sich mit einer Patientin immer wiederholt. Sie überzieht die Stunde, kann nicht rechtzeitig beenden. Und wenn sie dann beendet, fühlt sie sich schuldig. Es kommt zu klammernden Nachszenen, ›noch was‹ – dadurch fühlt sie sich genervt und überrollt.

Als sie dann aber in der Spielszene auf die Patientin traf, die ihr hier nun konkret gegenübersaß, war die eine ganz andere. Da war eine ganz ›andere Energie‹ und das löste bei ihr Verwirrung aus. Sie habe sich schwer damit getan, das »müssen« auszusprechen.

Die Patientin wiederum versuchte, eine Verfassung von schüchtern, traurig zu verkörpern. Als sie die Analytikerin dann anschaute, merkte sie, wie diese etwas sagen wollte, was ihr nicht leicht fiel. Sie fühlte, wie sie als Patientin überrascht und enttäuscht vom Ende war. Sie konnte nichts sagen. Sie nahm es hin, ›wenn es so ist, dann ist es in Ordnung. Dann sprechen wir beim nächsten Mal.‹ Es gibt ein nächstes Mal, davon war sie überzeugt.

Einige in der Gruppe, auch die Patientin, hatten das einleitende »O.K.« der Analytikerin vorher gar nicht gehört. Es fiel auf, dass eine ganze Reihe mit ihren Protokollen nicht so recht fertig wurde, kein rechtes Ende fand.

Mit großer Schnittmenge wurde das Sprechen der Analytikerin, auf das ich mich im Folgenden konzentriere, als freundlich und behutsam empfunden, wozu sich assoziierte: »Es fällt ihr nicht leicht; sie ist verlegen, sie versucht etwas, was ihr nicht gelingt, sie ist nicht im Einklang mit sich.« Bis hin zu: »Sie ist fast weinerlich gerührt.« Es bestand der Eindruck, die besonders »weiche« Art, Schluss zu machen, weise darauf hin, dass etwas als vorzeitig empfunden wird, es sei die Zeit noch nicht gekommen.

Eine Teilnehmerin vermutet, dass schon am Anfang der Sitzung darüber gesprochen worden war, dass die Therapie in dieser Stunde endet. Die Analytikerin spreche dieses »O. K.«, um zu besänftigen, im laufenden Prozess sei dieses Ende nämlich kein guter Zeitpunkt. Auch mimisch müsse etwas tendenziell Gefährliches weggelächelt werden, es gebe ein beschwichtigendes ›Alles ist gut‹. Eine weitere Teilnehmerin empfand die Analytikerin mit ihrem Lächeln und ihrem abmildernden Sprechen ebenfalls als freundlich und sanft. Verwirrt aber durch den mit einem »O. K.« eingeleiteten Satz der Analytikerin erlebte sie es nun so, dass die Analytikerin im Hinblick auf das, was in dieser Stunde gesagt worden war, konstatierte, dass die Sitzung an dieser Stelle *vorzeitig* zu beenden sei. Ich sagte spontan: »Jetzt halten wir alle die Luft an!«

Die *Gruppendiskussion* nahm zunächst einmal auf, dass die Agenda der Analytikerin wie auf halbem Weg durch die direkte Konfrontation mit der Patientin gestoppt worden war – denn diese gab sich ja nicht, wie vorweg imaginiert, nervig und im Nicht-zu-Ende-Kommen überrollend, sondern im Gegenteil schüchtern und traurig. Die besondere Freundlichkeit konnte man einerseits mit Bezug auf das vorgestellt »Nervige« der Patientin als eine Reaktionsbildung verstehen, andererseits im Hinblick auf die die von der Analytikerin aktuell wahrgenommenen Schüchternheit und Traurigkeit aber auch als einen angemessenen Umgang mit der Verfassung der Patientin ansehen. Dies hatte seine Rückwirkung auf das Sprechen der Analytikerin.

Exkurs

Abgesehen von dieser speziellen Situation vermuteten wir, dass so etwas häufiger vorkommt. Man befindet sich in einer inneren Auseinandersetzung mit seinem Patienten, aber der Patient, der dann real in die Stunde kommt, ist ein anderer als der, den wir erwartet haben (vgl. Bion 2006, S.41 ff.). Als Leitlinie wird für uns alle gelten, dass wir mit Bions ›no memory, no desire, no understanding‹ eine offene Grundhaltung beim Stundenbeginn mit unseren Patienten anstreben. Es gibt aber genügend Umstände, die diese Offenheit immer wieder auch einschränken. Hier möchte ich nur die enttäuschende Feststellung erwähnen, dass in den Zeiten, in denen ich über einen Patienten geschrieben habe, mich diese intensive Beschäftigung dann in der aktuellen Stunde von meinem Patienten leider eher entfernte – was so schlüssig konzeptualisiert und ›in der Kiste‹ schien, stellte sich nun zwischen den Patienten und mich.

Dann ging es um das allgemeine Gefühl einer schwer vertretbaren Vorzeitigkeit in der Gruppe, das sich ja auch bis in die aktuelle Befindlichkeit mancher Gruppenmitglieder hinein manifestierte in ihrem Gefühl, mit der Protokollierung ihrer Eindrücke nicht richtig zum Ende zu kommen und sich aus dem Ganzen nicht recht lösen zu können. Im Rollenspiel realisierte sich wieder einmal eindringlich eine ›Wirklichkeit‹, der sich die Gruppenmitglieder nicht entziehen konnten.

Wie aber ließ sich einordnen, dass bei zwei Gruppenmitgliedern die Vorstellung entstand, es ginge nicht einfach um die Schwierigkeit mit dem *regelhaften Ende* der aktuellen Stunde, sondern im einen Fall um das von der Analytikerin gesetzte *Ende der ganzen Therapie* bzw. im anderen Fall um das *vorzeitige* von der Analytikerin gesetzte *Ende einer Stunde*?

In beiden Fällen nahmen diese Vermutungen ihren Ausgangspunkt von dem einleitenden »O.K.« der Analytikerin, das als irritierend und nicht stimmig empfunden wurde – als etwas, mit dem etwas Gefährliches im Sinne einer manipulativen, um Konsens bemühten Selbst- und Fremdsuggestion besänftigt werden sollte. Angenommen, das Problem läge bei einer Analytikerin, die permanent große Schwierigkeiten hat mit dem Ende der Stunden. Könnte das nicht im Patienten das Gefühl auslösen, dass er im Grunde immer zu viel ist? Hier würde der Hinweis auf das Ende der Stunde dem Patienten das Scheitern der Therapie als Ganzes signalisieren: Man wird nie zu einem akzeptablen Ende kommen und insofern ist alles immer schon zur Unzeit abgebrochen. – Dass im anderen Fall die Vorstellung bestand, diese spezielle Stunde werde von der Analytikerin vor der Zeit abgebrochen, ließ sich ebenfalls dadurch erklären, dass die Analytikerin schon in der gesamten Schlussphase der Stunde dadurch vorzeitig aufhört, dass sie bereits von dem nervigen Nicht-zu-Ende-Kommen präokkupiert ist und damit bereits längst ›ausgestiegen‹ ist. Zugleich: Lösen Patienten, die ›kleben‹, nicht immer solche Zirkel aus, dass jedes Ende verfrüht ist? Es sind hier wieder einmal die ›Ausreißer‹, die uns zu einem vertieften Verstehen problematischer Situationen in Therapien verhelfen.

In meiner eigenen Nacharbeit zu dieser Sequenz stieß ich auf den schönen Aufsatz von Bernd Heimerl (2017, S. 232), in dem er ausführt: »Aus der psychoanalytischen Praxis kennt jeder Psychoanalytiker die möglichen Schwierigkeiten, die Sitzung zu beenden: zumeist *passt es nicht,* oder es kann ein ungeklärtes Schuld- oder Erleichterungsgefühl zurückbleiben, wenn der letzte Satz einer Sitzung gesprochen ist.« Heimerl fährt an dieser Stelle mit folgendem Hinweis fort: »Ich verweise nochmals auf das von Winnicott als notwendig erachtete *Anpassungsversagen* der Mutter, also auch das Versagen und die Verfehlung des Analytikers beim Setzen und Aussprechen des Beendigungssatzes als etwas für den Analysanden und seine psychische Entwicklung förderliches.«

7. Ergebnisse

Eine unaufhebbare Spannung: Schulung einerseits – Unverfügbarkeit andererseits

Das Seminar schult die Gruppenteilnehmer darin, die gleichschwebende Aufmerksamkeit in einem umfassenden Sinn auch für die leibliche Verfassung und den gestisch-mimischen Anteil der Äußerungen von Patient und Analytiker offen zu halten. Es knüpft dabei an eine lange Tradition in der analytischen Literatur an, die sich auf theoretischer oder behandlungspraktischer Ebene mit den leiblichen Phänomenen befasst. Schon Freud (1905e, S. 240) teilt uns mit: »Wessen Lippen schweigen, der schwätzt mit den Fingerspitzen; aus allen Poren dringt ihm der Verrat.« In seiner ›Charakteranalyse‹ wandte sich Reich (1971), in dieser Hinsicht oft vergessen, explizit den Körperhaltungen und Körperverspannungen und ihrer seelischen Bedeutung zu. Reik (1983) schrieb über das ›Hören mit dem dritten Ohr‹. Anzieu (1991) befasste sich mit dem ›Haut-Ich‹, Lorenzer (1981; 2002) entwickelte das Konzept der ›sinnlich symbolischen Interaktionsformen‹, Quinodoz (2003) schrieb über ›Worte, die berühren‹, Stern (2011) untersuchte die ›dynamischen Vitalitätsformen‹, Bucchi (1997; 2008) thematisierte die Rolle der Körpererfahrung in der emotionalen Organisation, Leuzinger-Bohleber et al. (2013) stellten das innovative ›Embodiment‹-Konzept vor und Lemma (2018) betitelt ihr jüngst erschienenes Werk ›Der Körper spricht immer‹. Liest man das klassische Buch, das Argelander (1970) über das Erstinterview verfasst hat, unter den Aspekten der Zwischenleiblichkeit, dann wird man feststellen, wie Argelander stets auch das leibliche Verhalten des Patienten und des Analytikers in der Interviewsituation im Blick hat und zum Verständnisgewinn heranzieht.

Diese Arbeiten nenne ich hier stellvertretend für viele andere; eine thematisch geordnete Auswahl und Diskussion diesbezüglicher psychoanalytischer Literatur findet sich in meinem Buch

›Die leibliche Dimension in der Psychoanalyse‹ (Scharff 2010, S. 1–20; S. 102–189).

Im Rahmen meiner originären psychoanalytischen Bezugsgruppe, der Deutschen Psychoanalytischen Vereinigung, hat sich eine Reihe von psychoanalytischen Autoren und Autorinnen erneut unter verschiedenen Aspekten der Leiblichkeit in der psychoanalytischen Situation zugewandt. Ich erwähne hier zunächst Ewa Kobylinska-Dehe (2019), Sebastian Leikert (2019), Reinhard Plassmann (2019), Timo Storck (2019), Ulla Volz-Boers (2016). Mit den genannten Kollegen stehe ich in engem fachlichen Austausch, dem ich viele Anregungen verdanke – als ›Kronberger Gruppe‹ treffen wir uns mehrmals im Jahr persönlich miteinander. Im Jahr 2020 wurde unter maßgeblicher Initiative von Sebastian Leikert in den Räumen des Frankfurter Psychoanalytischen Instituts das 1. DPV-Symposion ›Psychoanalyse und Leiblichkeit‹ organisiert. Unter den weiteren, mir über Institutskontakte und die DPV-Tagungen näher bekannten psychoanalytischen Autoren möchte ich weiterhin Joachim F. Dankwardt, Gerd Schmithüsen und Peter Wegner (2014), Joachim Küchenhoff (2007), Dietmut Niedecken (2010), Bernd Nissen (2018), Johannes Picht (2010), Manfred Schmidt (2014) sowie Angelika Zoubek-Windaus (2019a) nennen. In Wien hat Peter Geißler (2009; Geißler, P. & Heisterkamp, G. 2007) mit seinen Tagungen zu ›Psychoanalyse und Körper‹ ein informatives, vielseitiges und stets für lebhafte, z. T. kontroverse Diskussionen offenes Forum geschaffen. Mit Angelika Staehle, Ralf Zwiebel und Gerhard Schneider sind wir seit Jahren in der ›Vierergruppe‹ über allgemeine Fragen der psychoanalytischen Behandlungstheorie und der psychoanalytischen Haltung im intensiven Gespräch (vgl. Selow et al. 2018). Die vertiefte Beschäftigung mit den hier aufgeworfenen Fragen ist keineswegs nur akademisch zu sehen, sie ist unmittelbar relevant für das Geschehen in der analytischen Situation, wirken doch die Vorgänge im Analytiker auch ohne direkt verbalisiert zu werden auf den Patienten zurück (vgl. Leikert 2019, S. 127; Plassmann 2019, S. 257).

Zugleich ist aber festzustellen, dass in vielen theoretischen Diskursen und praktischen Fallbeispielen die leibliche Dimension immer wieder auch wie verschwindet bzw. marginalisiert wird. Aus meiner Sicht hängt dies mit der Sache selbst zusammen, weil die Dimension des Unverfügbaren, der jedermann ausgesetzt ist, sich unmittelbar und ubiquitär im leiblichen Geschehen manifestiert. Freud konfrontiert uns mit der Tatsache, wie sehr wir an der Illusion festhalten wollen, ›Herr im eigenen Haus zu sein‹ (Freud 1917a, S. 1; s. a. Scharff 2010, S. 179 f.).

»Das Leben mit dem wir uns in der Analyse beschäftigen, ist (…) das Leben, *wie es im und durch den Körper im fundamentalen Modus des Affekts erlebt wird.* (…) Das subjektive Leben, das den Analytiker interessiert, ist *gegeben.* Unser Wille ist daran nicht beteiligt. Wenn der Wille einen Einfluss auf das Gefühlsleben ausüben kann, dann nur in einer Richtung: ihm zu entfliehen oder es abzulehnen.« (Dejours 2019, S. 25, kursiv J. S.)

So revoltiert etwas in uns, stark ist das Motiv, die »Natur zu beherrschen und den Körper einer zweckrationalen Verfügung zu unterwerfen« (Küchenhoff 2019, S. 161).

Ein Aspekt der Unverfügbarkeit liegt des Weiteren dahin, dass uns unser Leib nur in der Verbindung zu einem anderen Leib gegeben ist. Aus phänomenologischer Sicht heißt dies: »Durch meinen Leib, vor allem Nachdenken, bin ich immer schon sozialisiert; leiblich bin ich auf andere bezogen. Bevor ich noch meine bewussten Intentionen zum sprachlichen Ausdruck bringen kann, habe ich mich schon leiblich auf die anderen eingestellt. Es gibt eine präreflexive Intersubjektivität des Körpers.« (ebd., S. 162) Hinzu kommt, dass im Kontext dieser präreflexiven Intersubjektivität ja nicht nur der Psychoanalytiker etwas über seinen Patienten wahrnimmt, sondern das Gleiche ja auch umgekehrt gilt. Grier (2019, S. 832) bemerkt, dass diesbezügliche intuitive Einsichten seitens des Patienten vom Therapeuten als unwillkommen, intrusiv, störend und sogar als beleidigend empfunden werden können.

Zugleich kommen wir in der Wahrnehmung dieser Prozesse »offensichtlich reflektierend immer erst in Verspätung dort an, wo die Zwischenleiblichkeit schon längst gewesen ist. Den Körper verstehen – das ist daher ein notwendiges, aber nie zu Ende kommendes Projekt.« (Küchenhoff 2012, S. 163) Wir befinden uns schon längst in einem responsiven Antwort-Geschehen, ehe wir uns dessen gewahr werden (vgl. Waldenfels 2019, S. 258). Im Seminar entsteht oft die Frage, wie man denn die Komplexität des je aktuellen Geschehens erfassen soll, da fühle man sich völlig überfordert. Zunächst einmal ist es hilfreich, auf die Rhythmizität hinzuweisen, in der die Aufmerksamkeitsvorgänge abwechselnd von außen nach innen und umgekehrt gehen (vgl. Plassmann 2019, S. 134). Eine weitere Antwort ist, dass wir uns damit bescheiden müssen, bewusst stets nur einen Zipfel dessen, was sich ereignet, greifen zu können (vgl. Küchenhoff 2012, S. 55 u. 163). Vieles wird weiterhin unserem intuitiven Erfassen und dessen Grenzen überlassen bleiben. Nicht selten stellen sich Erkenntnisse auch dann ein, wenn man sich nicht mehr im Druck der aktuellen Interaktion befindet. Das kann unmittelbar nach der Stunde sein, wenn man quasi der ›Aura‹, die ein Patient im Raum hinterlässt, nachspürt und einem nun, wenn auch verspätet, ein Licht aufgeht. An anderer Stelle habe ich beschrieben, wie ich außerhalb der Stunden gelegentlich in einer meditativen Verfassung in das ›Patientenorchester‹ hineinhöre und sich manch stimmlicher Gestus nun mit einer Deutlichkeit meldet, der in den Stunden durch vieles andere überlagert ist (vgl. Scharff 2014, S. 866 ff.).

Lernen vor Ort

Als Bezugspunkt des gemeinsamen Lernens steht im Zentrum die lebendige Erfahrung einer aktuellen Interaktion. An ihr haben, ob nun als Protagonist oder Beobachter, alle teilgenommen, sie ist in den Erinnerungen noch präsent, in den Notizen festgehalten und wird in der Gruppendiskussion weiter verarbeitet. Was die Protagonisten der Szene zunächst in ihrer Performanz der übrigen Gruppe ›gegeben‹ haben, bekommen sie über deren Resonanz wieder zurück – in diesem prozessualen Geschehen gewinnen alle etwas aneinander, ähnlich wie bei Theater- oder Musikaufführungen.

Nehmen wir als Beispiel die gemeinsam geteilte Erfahrung, wie unterschiedlich das vitalitätsmüde »Hm« des Therapeuten über die verschiedenen Gruppenmitglieder hinweg, aber auch in manch Einzelnem erlebt und gedeutet werden kann – etwa als beruhigende Einladung oder als beunruhigende Belastung. Anders als bei einem theoretischen Diskurs über die verschiedenen Möglichkeiten, eine Sequenz zu erfassen und zu interpretieren, waren hier alle mit Leib und Seele dabei, haben sich engagiert, gewissermaßen mit Einsatz gespielt. Die daraus resultierende Erkenntnis basiert auf einer präsentischen Erfahrung mit leibhaftiger Beteiligung und hat damit ihre ganz eigene Überzeugungskraft. »Man lernt *durch Tun* und nicht dadurch, dass man ein Wissen anwendet.« (Waldenfels 2000, S. 153)

Das Spiel ist Ernst

Bei der Frage, wer von den Gruppenmitgliedern eine Rolle übernehmen möchte, gibt es regelmäßig ein Zögern. In dieser abwartenden Scheu spiegelt sich das intuitive Wissen darum, dass Denken und Vorstellen etwas anderes sind als leibhaftige Performanz. Darin nähert das Seminar die Situation in der analytischen Stunde an, die ja auch keine vorgestellte, sondern eine reale Interaktion ist. Wie immer man sich auch äußern wird – es wird einen ›performativen Überschuss‹ geben, der von den Anderen oft schneller erfasst wird als von einem selbst. *Während wir spielen, spielt uns etwas mit.*

Dabei kann sich etwas einstellen, das unsere gewohnte Balance ins Wanken bringt. Bei einem Rollenspiel hatte eine ›Patientin‹ den Satz geäußert: »Wenn ich nur daran denke, wird mir schlecht.« Ihre Absicht war darzustellen, wie ihr etwas zu nahe kam, von dem sie genervt und angeekelt war. Im anschließenden Gruppengespräch offenbarte sie: »Wie tief das ging. Es war, als würde mir wirklich schlecht!« Als ein anderes Gruppenmitglied elegant auf die Signifikantenkette ›Ekel‹ und ›Haft‹ verwies, betonte die Kollegin, es sei ihr wirklich fast schlecht geworden!

Ich erinnere, wie ich über den mimischen Ausdruck das Gefühl ›traurig‹ darstellen wollte. Dies gelang mir auch, allerdings kam ich so sehr in den Affekt hinein, dass meine Mundwinkel zu zittern begannen und ich kurz davorstand, von einer Welle des Weinens überrollt zu werden. Es gelang mir, mich dann wieder zu fassen – ein korrigierendes Innehalten, das einer aufmerksamen Beobachterin übrigens nicht entging. Hier wie in anderen Fällen, in denen eine Limitierung notwendig ist, fungieren das Setting und die für die gemeinsame Arbeit geltende Rahmenvereinbarung als hilfreicher Halt. Dass wir im Verlauf leibhafter Inszenierungen gelegentlich ganz unvermutet von etwas erfasst werden, das einem sehr nahekommen kann, liegt in der Natur der Sache. Dies ist aber in der gesamten Arbeitsatmosphäre aufgehoben, die *nicht* die auf mögliche eigenen Konfliktthemen fokussierte Selbsterfahrung im Zentrum hat, *sondern* die das je persönlich Angesprochene der Schulung meiner Erkenntnis als Analytiker ein- und unterordnet.

Leibliches Erleben

Psychoanalytische Therapie ist leibliche Arbeit (vgl. Picht 2013, S. 28). Im Seminar wird das Gespür für die leibliche Dimension des interaktiven Geschehens intensiviert.

Dies beginnt mit dem Hineinspüren in die momentane eigene leibliche Verfassung. So bemerkte eine Teilnehmerin bei sich, die sich zur Beobachtung einer Szene von ihrem Platz entfernt und eine Weile verkrampft sitzend in halb angelehnter Position verharrt hatte: »Meine Sitzposition war zu verkrampft, das muss ich beim nächsten Mal ändern, so hat man ja nicht die Resonanz.«

Von herausragender Bedeutung ist aber, dass man sich als Protagonist ja selber leibhaftig in einer Szene befunden hat. Und es kommt hinzu, dass man über eine identifikatorische Teilnahme auch das Erleben der anderen mit vollzieht und dabei – über Kongruenz oder Inkongruenz – ähnlich wie in einer Gruppentherapie bereichernde Differenzierungen im Erleben möglich sind. Leibliches wird oft unmittelbar konkret empfunden, es wird in vielerlei Anspielungen aber auch auf der metaphorischen Ebene zur Verdeutlichung herangezogen.

Ich greife beispielhaft noch einmal auf einige der in Kapitel 6 wiedergegebenen Passagen zurück:

Das Bewusstsein für die regulative Funktion des Atemflusses zeigt sich in der spontanen Bemerkung einer mit einem Angriff ihrer Patientin konfrontierten Teilnehmerin: »Erstmal durchatmen.«

Über Druck- und Beengungsgefühle wird in verschiedenen Kontexten berichtet. Zu den innerleiblichen Empfindungen zählt aber auch das »Hibbelig«, »etwas Aktives, so wie ein Magenkribbeln«, das eine Teilnehmerin als Resonanz auf ein verführerisches »Hm« empfindet. »Wie auf einer Achterbahn« ist eine weitere Reaktion.

Vielfältige Hautempfindungen finden Erwähnung. Im Kontext kritisches »Hm«: »Das war wie ein Stich, wie ein Piekser.« »Gänsehaut« stellt sich bei libidinösen Gefühlen ein, die »Empfindung, als würde man sich die Hände reiben« im verführerischen Feld. Ein Angriff wird »wie ein Peitschenschlag« empfunden.

Ein kritisches erlebtes »Hm« geht einher mit der Bewegung eines Zusammenzuckens. Die Klage einer Patientin, dass es ihr am Wochenende wieder schlecht gegangen sei, löst je nach Rezeption seitens der Analytiker als Bewegungstendenzen aus: stillstehen und sich verschließen; weggehen und aus dem Feld gehen; aber auch: die Patientin von sich wegschieben; bis hin zu: »Jetzt mal los, ich richte mich zum Kampf!«

Patient und Analytiker wirken permanent aufeinander ein, was ihre leibliche Verfassung angeht. Gelingt es dem Analytiker, signifikante Veränderungen bei sich selbst wahrzunehmen und sich im eigenen Körperselbst zu rebalancieren, hat dies eine Rückwirkung auf die Verfassung des Patienten, ohne dass dieser Prozess in Worte gefasst werden muss (vgl. Leikert 2019, S. 126 ff.). Umgekehrt ist natürlich auch die Wahrnehmung der Spontanressourcen des Patienten von Bedeutung, sie »tauchen meist zuerst in der Dimension der Körperrepräsentanzen auf, also als Körperhaltung, veränderte Atmung, veränderte Mimik« (Plassmann 2019, S. 262).

Insbesondere emotionale Inhalte werden primär auf körperlicher Ebene kommuniziert, ein unbewusster, zwischenleiblicher

Prozess, bei dem die mimische Wahrnehmung eine bedeutsame Rolle spielt (vgl. Plassmann 2019, S. 276).

Gelegentlich wird erörtert, welche Vorteile es hat, wenn man einander gegenübersitzt oder wenn der Patient liegt; dies hebt auf die spezifischen Sinnesregister ab und verknüpft sich mit der Frage: Was hat denn wohl einen stärkeren Einfluss: die Stimme oder die Mimik?

Über beide Modalitäten kann sich sowohl das Erleben des Haltes, wie auch der Verlust des Haltes in der therapeutischen Beziehung vermitteln (vgl. Zoubek-Windaus 2019b, S. 5 ff.). Die Stimme, so Leikert (2007, S. 477), residiert »inmitten des Erlebens«.

Nancy (2010, S. 23) äußert sich wie folgt zum Hören: »Hören heißt, in diese Räumlichkeit eintreten, von der ich *zur selben Zeit* durchdrungen werde: Denn sie öffnet sich in mir ebenso wie um mich herum, und von mir ebenso wie zu mir hin: Sie öffnet mich in mir ebenso wie draußen, und eben durch eine solche doppelte, vierfache oder sechsfache Öffnung kann ein ›Selbst‹ Statt haben.«

Während die klangliche Präsenz *ankommt* (ebd., S. 23), ist die visuelle Präsenz schon da und verfügbar (vgl. Picht 2018, S. 873 f.). Die andere Seite der Medaille ist aber auch, dass beide Protagonisten in der Wahrnehmung des Antlitzes des Anderen ihrem Gegenüber sehr unmittelbar ausgesetzt sind und es schwieriger sein dürfte, das Angebot des Anderen aktuell so nuanciert beweglich zu verträumen, wie dies im Spielraum des Stimmklangs möglich ist (vgl. Krause 2012, S. 107).

Gelegentlich wird die Vorstellung geäußert, dass die Stimme der Sinnlichkeit entbehre. Mir scheint, dass eine solche Argumentation sich den vielfältigen Berührungseigenschaften der Stimme verschließt und dass gleichzeitig vergessen wird, wie stark die Stimme amodal mit den anderen Sinnesregistern vernetzt ist. »Das Timbre, die Klangfarbe öffnet (…) unmittelbar auf die Metapher anderer Sinnesregister: Farbe, Tastsinn (Körnung, Rundung, Rauheit), Geschmack (sauer, süß), ja sogar die Evokation von Gerüchen. Mit anderen Worten, die Klangfarbe hallt mit und in der Gesamtheit der Sinnesregister wider.« (Nancy 2010, S. 55; s. a. Kristeva 1978, S. 32 ff.)

Vor zehn Jahren schrieb ich (Scharff 2010, S. 172 f.): »Die bei Säuglingen beobachtete, der Synästhesie verwandte *trans-*

modale Weise, in der die verschiedenen Sinneskanäle einander bei der Rezeption und Verarbeitung der Umwelteindrücke ersetzen können (Stern 1992, S. 74 ff.), stärkt das Argument, dass in der klassischen Couchsituation eben über die Transmodalität alle entscheidenden Eindrücke und Erlebnisse repräsentierbar seien. Dennoch gilt ebenfalls, dass es sinnvoll ist, die spezifisch welterschließende Funktion der Sinnesorgane voneinander zu differenzieren.« Jeder unserer Sinne trägt eine »nie völlig übertragbare Seinsstruktur mit sich« (Merleau-Ponty, 1964, S. 263), und jedes sinnliche Ich ist »nur vertraut mit einem besonderen Ausschnitt des Seins« (ebd., S. 254). So folgert Küchenhoff (2006, S. 2): »Die Konstitution des Selbst ist anders, je nachdem welche sinnliche Grundlage ihr zugesprochen wird. Die über das Auge erreichte Identitätsvorstellung ist eine andere, als die über das Ohr erzielte. Je nach der Qualität des Sinnesbereichs, den wir untersuchen, wird das Selbst spezifisch anders konstruiert.« (Zu weiter differenzierenden Ausführungen s. Scharff 2010, S. 173 ff.)

Im Hinblick auf eine bestimmte Patientengruppe führt Lemma (2018, S. 52 f.) aus: »(...) dass nonverbale Erfahrungen und Phantasien zunächst womöglich nur durch motorisch begründete Enactments zugänglich sind (...). Diese Manifestationen des unbewussten Geistes können gefördert werden, wenn man sich gegenübersitzt und die Patientin oder der Patient das Gesicht der Analytikerin sehen kann und darauf reagiert. Zudem hat die Analytikerin die Patientin oder den Patienten besser im Blick und kann somit zum Beispiel die Konflikte, die anhand von Veränderungen der Haltung oder des Blicks ausagiert werden, leichter erkennen (...).« Im Anschluss führt Lemma dann aus, dass die gleichschwebende Aufmerksamkeit natürlich besser aufrechterhalten werden kann, wenn man nicht von einem Augenblick auf den anderen antworten muss. Insofern könne die Couch als eine Art Korrektiv gegen Enactments fungieren. Auch erhalte der Patient, der keinen Zugang zu den Gesichtsausdrücken der Analytikerin habe, weniger Hinweise auf deren Gefühlszustand – wodurch die Ausarbeitung unbewusster Fantasien angeregt werde. Dennoch legt Lemma im Weiteren den Gedanken nahe, dass die Couch in einigen Fällen von der Analytikerin möglicherweise zur Abwehr eingesetzt wird, um der Wirkung des Blicks der Patientin oder des Patienten, der als zu verstörend oder intrusiv empfunden werden kann, auszuweichen. Nämlich deshalb, weil »ein anhaltender visueller Bezug die Analytikerin einer ganzen Reihe von Erfahrungen aussetzt, deren viscerale Wirkmächtigkeit umso größer ist, wenn Analytikerin und Patientin sich gegenübersitzen« (ebd.). Ich selbst nehme mir bei Patienten, mit denen ich im Gegenübersitzen arbeite – vorausgesetzt, wir sind uns beide in diesem Setting genügend vertraut geworden –, immer mal wieder auch die Freiheit, während der Stunde die Augen zu schließen und mich dabei für eine Weile dem inneren Srom sich einstellender Bilder und Fantasien zu überlassen.

Viele psychoanalytische Kollegen beschreiben, dass sie sich gerade im Couchsetting besser ihrem eigenen Gespür für die Verfassung des Patienten öffnen können (vgl. Leikert 2019, S. 201 f.; Goetzmann & Ruettner 2007, S. 141). Leuzinger-Bohleber 2019, S. 121) führt aus: »Bei den störungsanfälligen Versuchen, unbewusste Elemente in Enactments des Analysanden zu entschlüsseln, hat sich für den Psychoanalytiker das Couch-Setting als sehr hilfreich erwiesen, da es die Identifikationsprozesse mit den sensomotorischen Koordinationen des Analysanden sowie die Wahrnehmung der eigenen Antennen für die subtilsten Gegenübertragungsreaktionen erleichtert.«

In jedem Fall, so Picht (2013, S. 28), bleibt aber auch das Hören leibliche Arbeit. »Analytisches Hören (…) bedeutet, sich den Kräften auszusetzen, die in der analytischen Situation wirksam sind. Nicht nur das Ohr des Analytikers, sondern seine ganze Person ist dabei Wahrnehmungsorgan. Aber es gehen auch Kräfte von ihm aus, die wiederum vom Analysanden als ganzer Person wahrgenommen werden. Eine genaue Betrachtung ergibt, dass es in diesem wie auch in jedem anderen kommunikativen Feld Wahrnehmung als reine passive Rezeptivität nicht gibt; Wahrnehmung vollzieht sich vielmehr im Reagieren. Dieses Reagieren wird im Leib wahrgenommen, das Gehör des Analytikers ist seine psychosomatische Gesamtheit. Die Arbeit des Psychoanalytikers ist körperliche Arbeit, sein Hören ist nicht nur Hören auf den Analysanden, sondern auf das eigene Reagieren und Ergriffensein. Hierzu gehören auch Bewegungen weg von der Präsenz des Analysanden, Entzug der Aufmerksamkeit, ›Weghören‹ und Wiederhinhören.«

Vielfalt der Antworten auf ›gleiche‹ Vorgaben

Durchgängig wird erfahren, dass es keine unmittelbare, fixe Entsprechung gibt zwischen einer scheinbar objektiven Vorgabe und einer dazugehörigen Antwort. In den meisten Fällen lässt sich zwar so etwas wie eine gemeinsame Schnittmenge ausmachen, doch die Variationen innerhalb dieser Schnittmenge sind immer noch erheblich. Die vielfältigen Nuancierungen und auch die sogenannten ›Ausreißer‹ belegen eindrücklich, um mit Winnicott zu sprechen, dass in dem, was ›gefunden‹ wird, stets auch etwas ›geschaffen‹ wird. Als beispielhafte Referenz soll hier erneut an die Vielfalt der Reaktionen auf das vitalmüde »Hm« des Analytikers erinnert werden (s. Kap. 6).

Die subjektive Ausgestaltung des ›Müde‹ konnte also einmal mit dem Erleben einhergehen: »nachdenklich« bzw. »beruhigend«, »entspannt«, »tragend«. Aber auch »der lauert«, »bedrängend«. Von wiederum anderer Qualität war der Eindruck »gleichgültig«. Das ›Müde‹ konnte sich auch ausformen zu »traurig« und weiter bis zu »Erschöpfung«, »Hoffnungslosigkeit«. Aber es assoziierte sich auch mit »Schwere, Sehnsucht«. All diese Reaktionen hatten natürlich ganz unterschiedliche Konsequenzen für das aktuelle Beziehungserleben. Aus phänomenologischer Sicht führt Waldenfels (2019, S. 258) aus: »Das Pathos ist kein Akt, den ich mir als Autor zu schreiben kann. Ich bin an ihm beteiligt, aber nicht im Nominativ eines Ich, sondern im Dativ oder Akkusativ eines Mir oder Mich, das mich in einem weiten Sinne als *Patienten* bezeichnet. – Das Pathos realisiert sich in Form einer Antwort, die mir als einem *Respondenten* abverlangt wird. Die Antwort liegt nicht fertig vor, sie ist mehr oder weniger zu erfinden; sie wird gegeben oder verweigert, ausgehend von dem, was mich affiziert oder ausdrücklich an mich appelliert. Zwischen dem Worauf des Antwortens und dem Was und Wie unserer Antworten besteht eine responsive Differenz, die Raum lässt für Erfindungen und auch für das Wirken des Unbewussten. Das *Geben* der Antwort deckt sich nicht mit der *gegebenen* Antwort. Das Selbst, das diesem Antwortgeschehen entspringt, erweist sich, ähnlich wie das Ich in der Psychoanalyse, als geteiltes Selbst.«

So ließ sich auch beobachten, dass, wie zuvor bereits erwähnt, viele der Reaktionen in sich keineswegs eindeutig in einem unilinearen Sinn waren. Im Gegenteil, es ließ sich häufig, war man nur entsprechend offen dafür, eine ambitendente Bewegung erspüren, in der es zu einer Pendelbewegung zwischen einander gegensätzlichen Einschätzungen kam. So z.B. im Kontext des verführerischen »Hm«: »Ist der Therapeut krank, dreht der jetzt durch, kriegt er eine Psychose? Dann gab es aber so etwas wie einen Vertrauensvorschuss: an sich ist er doch ganz vernünftig.« Oder auch: »Freude über das empfundene Interesse. Aber dann die Frage: Wie authentisch ist das? Ist das nur eine Technik?«

Gelegentlich ließ sich zurückverfolgen, in welcher Weise die aktuelle Hintergrundverfassung in die spezifische Interpretation des Wahrgenommenen hineinwirkte. Auf das überraschte »Hm« des Protagonisten reagierte eine Teilnehmerin mit dem Gefühl einer Verpflichtung, dem Protagonisten etwas geben zu müssen. Sie hatte den Eindruck eines ›Hungers nach Information‹ und mit einem Mal wurde ihr klar, dass sie vor dem Seminar noch nichts gefrühstückt hatte.

Dieser Absatz darf nicht schließen ohne den Hinweis, dass selbstverständlich auch das ›Hm‹ des Analytikers in vielfältigen Variationen gesprochen werden kann. Stern (2011, S. 177) hat die überwiegend gelungene Feinabstimmung im Blick, wenn er schreibt: »Stellen wir uns Therapeuten vor, die ihre Reaktionen auf ›Hmmm‹, ›Ähäm‹ oder ›Ajaaa‹ beschränkten. Jede Äußerung klingt anders. Bei ›Hmmm‹ fällt die Tonhöhe gegen Ende ab. Dies fühlt sich gewöhnlich wie eine Vitalitätsdynamik an, die einen Abschluss oder eine Beendigung markiert – ›Ich hab's begriffen, mach weiter, du kannst fortfahren.‹ Manchmal hat ein solches ›Hmmm‹ eine minimal negative Wertigkeit. Beim ›Aahhaaa‹ hingegen steigt die Tonhöhe gegen Ende an; nicht selten schwingt ein Fragezeichen mit. Die Vitalitätsform signalisiert ein Interesse an dem, was gesagt wurde und womöglich noch gesagt werden wird. Es klingt zumeist aufmunternd und neugierig. ›Ähäm‹ ist neutraler. Es ist ein Platzhalter und bekundet: ›Ich bin noch da und höre dir zu.‹«

Vorgabe und deutende Kontextualisierung

Mit dem eben Beschriebenen geht einher, dass es keine Gegebenheit in der analytischen Situation gibt, die nicht sofort mit einer Deutung des Beziehungsgeschehens verknüpft wird und eine hohe Verweisungsfülle impliziert (vgl. Waldenfels 2000, S. 106). Die Ausdeutung des vitalitätsmüden »Hm« durch die Patienten ließ einen so oder so gearteten Beziehungsraum entstehen, wie zum Beispiel: entspannen, nachdenken, loslassen oder sich zurücknehmen bzw. sich anstrengen und sogar um den Analytiker kümmern. Umgekehrt gilt das selbstverständlich auch für den Analytiker. Waldenfels (2000, S. 289) präzisiert die Auffassung phänomenologischer Autoren darin, »dass Gefühle aufgefasst werden als die Art und Weise, sich auf die Dinge zu beziehen, und daran sind die Anderen von vornherein elementar beteiligt. Die Freude ist nicht ein Zustand, in dem ich mich befinde oder den ich herbeiführe, sondern ein Sichbefinden mit den Anderen in der Welt. Damit verlieren die Gefühle den Anflug bloßer Subjektivierung.« Stern (2005, S. 131) führt aus, wie in der Psychotherapie die implizite Hauptaufgabe darin besteht, sich im unmittelbaren intersubjektiven Feld abzustimmen. »Dieser dyadische Prozess des parallelen, gleichzeitigen Lesens von Patient und Therapeut vollzieht sich weitgehend nicht-bewusst. Gegenwartsmomente sind somit intersubjektiven Fragen gewidmet, zum Beispiel der Frage: ›Was geschieht hier und jetzt zwischen uns?‹, oder: ›Was weiß ich darüber, wie du mich jetzt gerade wahrnimmst?‹, oder: ›Was weißt du darüber, wie ich dich in diesem Moment wahrnehme?‹ Auf einer direkteren, enger umgrenzten Ebene reduzieren sich diese Fragen auf kleinere Nachfragen: ›Hast du verstanden, was ich gerade gesagt habe?‹,

›Aber hast du es auch wirklich verstanden?‹, ›Ich möchte dieses Thema nicht weiter vertiefen, nicht jetzt.‹, ›Ich habe das Gefühl, dass dir das, was ich gesagt habe, nicht gefallen hat und du dich innerlich von mir distanzierst.‹, ›Du kommst mir zu nahe, bitte sag jetzt nichts mehr.‹, ›Hör auf, mich zu bedrängen!‹, ›Bist du da?‹, ›Du hast kaum reagiert.‹ ›Begreife ich, was du meinst?‹, Oder: ›Ich glaube, wir wissen im Moment beide nicht, wie es weitergehen soll, oder?‹«

In das Sprechen hineinhören

Viele Teilnehmer des Seminars melden zurück, dass sie in ihr eigenes Sprechen, und sei es auch nur ihr ›Hm‹, viel aufmerksamer als zuvor hineinhören und überrascht davon sind, wie unterschiedlich ihre Äußerungen ausfallen, wobei sie gleichzeitig realisieren, dass sie das nicht einfach kontrollieren können. Ich selbst habe bemerkt, dass das im Seminar Erlebte im Hintergrund fortwirkt und mir in den Stunden mit meinen Patienten ein nuancierteres Gespür öffnet für das vieldimensionale Geschehen zwischen uns. Es stellen sich innere Schleifen zwischen meinen Stunden und dem Seminarraum her und beides ist in einer nicht abschließbaren Fortentwicklung begriffen. Plassmann (2019, S. 130) führt aus, »dass Gegenwartsmomente nicht nur eine Richtung haben, sondern zwei. Sie entstehen nicht allein durch emotionale Vorgänge im Patienten, sondern auch durch emotionale Vorgänge im Therapeuten. Sehr häufig erlebt man beispielsweise, dass Patienten berichten, sie hätten auf ein bestimmtes vom Therapeuten verwendetes Wort sehr stark reagiert und sich noch lange damit beschäftigt. Dies liegt nicht nur an einer treffenden Formulierung, sondern auch an dem emotionalen Gehalt, den der Therapeut diesem Wort gab.«

Erinnern wir uns noch einmal an einige Beispiele – etwa die Passage, in der die Analytikerin sprach: »Ob Sie das eigentlich etwas ärgerlich gemacht hat, was ich gerade sagte?« Sie hatte das Ziel, wenn auch vorsichtig, eine latente Aggression anzusprechen. Nachdem sie gesprochen hatte, kam es ihr aber vor,

»ob das nicht vielleicht doch zu seicht gesprochen war – so wie mit ›Weichspüler‹«.
Mit ihrer im Seminar geförderten Aufmerksamkeit realisierte die Analytikerin, dass, gegenläufig zu ihrer bewussten Intention, in ihrem Sprechen das Vorsichtige so dominierte, dass sie, ohne es zu wollen, die Abwehr der Patientin selber mitgemacht hatte.

Ein weiteres Beispiel gab die Patientin, die mit der Bemerkung: »So habe ich das aber gar nicht gemeint…«, eigentlich einem Schuldgefühl hatte Ausdruck geben wollen. Nachdem sie den Satz getan hatte, realisierte sie, dass es aber entgegen ihrer bewussten Absicht ganz anders aus ihr gesprochen hatte, dass sie nämlich auf Angriff gegangen war.

Über diese konkreten Erfahrungen vermittelt sich im Seminar allen Teilnehmern unabweisbar, dass das, was aus uns spricht, oft etwas anderes ist als das, was wir intendiert hatten. Es geht hier nicht um die auffälligen Fehlleistungen wie etwa Versprecher. Hier ist es das aufmerksame Hineinhören in die Nuancen des Sprechens, das uns signalisiert, wie sich hier etwas zusätzlich Gehör verschafft, das in die Gesamtsituation hineinspielt und sie in seinem Sinne modifiziert (vgl. Scharff 2010, S. 30; Knoblauch 2000, S. 30). Knoblauch (ebd., S. 17 ff.) demonstriert an einem ausführlicheren Beispiel, wie diese Vorgänge analog der Traumarbeit mit ihren Mechanismen der Verdichtung und Verschiebung verstanden werden können.

So manifestieren sich im stimmlichen wie auch im gesamtkörperlichen Gestus Abwehrvorgänge wie etwa Verdrängung, Verschiebung, Reaktionsbildung, Verkehrung ins Gegenteil, Verleugnung. Die Komplexität des Geschehens wäre aber nicht angemessen erfasst, würde man nur auf Widerstandsphänomene abheben. Die Polyphonie im Sprechen, diese Mehrstimmigkeit im Sinne von Unter- und Obertönen ließ sich oft auch als eine auf Ganzheitlichkeit zielende Artikulation verstehen, in der gleichzeitig verschiedene, zum Teil gegenläufige Aspekte der aktuellen Situation zum Ausdruck kommen (vgl. Stern 2005, S. 56).

Aus den vielen diesbezüglichen Beispielen, die sich in der Literatur finden, verweise ich auf die bereits erwähnte Passage in einer kürzlich erschienenen Falldarstellung von Lombardi (2019,

S. 295): »Ganz besonders hellhörig geworden war ich angesichts des veränderten Tons in ihrer Stimme. Ich hatte merkwürdigerweise das Gefühl, als wollte sie mir zusätzlich zu Ihrer offensichtlich lautstarken Zurückweisung meiner Person gleichzeitig auch noch eine mögliche Öffnung in ihrer Beziehung zu mir in Aussicht stellen.«

Allgemein ergibt sich aus den Erfahrungen im Seminar die Frage, ob bei der Schilderung auditiver sowie eben auch mimischer, gestischer Eindrücke nicht manchmal Beschreibungen, die etwas fließendes, unbestimmtes, mehrdeutiges, polyvalentes zu formulieren versuchen, der Sache, um die es geht, am ehesten angemessen sind. Hier geht es um etwas, was man in Betracht ziehen kann oder auch nicht, man bleibt offen für die Situation, ohne einer vorgezeichneten Spur mit zielgerichteten Erwartungen nach einer endgültigen Überschau zu folgen und lockert zugleich die Bindung der Worte an die Dinge. Es stellen sich also eine gewisse Vorsicht und Bescheidenheit ein, was den Versuch angeht, die Dinge ganz präzise auf den Begriff bringen zu wollen (vgl. Jullien 2013, S. 80). Seine Ausführungen zur ›Musik im Behandlungsraum‹ beschließt Grier (2019, S. 848) mit der Bemerkung: »Die Musik im Behandlungsraum liefert keine ›harten‹, faktischen Antworten, das ist nicht ihr Terrain, sondern eher eine Atmosphäre, ein Gebiet der Intuition, Imagination und emotionalen Kreativität.« Es stellt sich also eine gewisse Vorsicht und Bescheidenheit ein, was den Versuch angeht, die Dinge ganz präzise auf den Begriff bringen zu wollen. Waldenfels (2000, S. 292) differenziert mit Husserl zwischen Prädikation und vorprädikativen Erfahrungen: »Prädikation heißt, dass ich etwas über etwas aussage, daß ich Stellung nehme, daß ich mit Ja und Nein antworte, während die vorprädikative Erfahrung noch viel flüssiger abläuft. Sie bewegt sich in Sinnzusammenhängen, die noch nicht aus aktiven Stellungnahmen hervorgehen. Wahrnehmen heißt nicht urteilen, sondern es besagt, dass etwas vor meinen Augen, vor meinen Ohren und unter meinen Händen Gestalt gewinnt.« Hier gibt es Bezüge zu den Forschungsergebnissen der Boston Change Process Study Group. Stern (2005, S. 165) berichtet: »Je gründlicher wir uns […] mit dem Prozess des Vorangehens beschäftigten, desto aufmerksamer achten wir auf die Ungenauigkeiten, die sich in jedem einzelnen Moment des psychotherapeutischen Prozesses beobachten lassen. Wir haben verschiedene Quellen oder Elemente einer solchen Ungenauigkeit identifiziert. Da wäre zum einen die Schwierigkeit, unsere eigenen Intentionen wirklich zu kennen und sich zu vermitteln; ihr entspricht die Schwierigkeit unseres Gegenübers, sie korrekt zu lesen. Wir bezeichnen dies als *intentionale Unschärfe*.«

Die Vieldimensionalität des Geschehens in der Stunde und die permanent ablaufenden, subliminalen Abstimmungsprozesse, erlauben i.d.R. nicht mehr, als sich im günstigen Fall einiger Aspekte bewusst zu werden. Es gibt aber durchaus wie bereits erwähnt außerhalb der Stunde Situationen, die die Wahrnehmung bestimmter Facetten begünstigen. Es geht hier um eine meditative Verfassung, die nicht absichtlich nach einer Erkenntnis sucht. Ist man nur empfänglich dafür, dann gibt es gelegentlich bei Tätigkeiten, in denen sich das Bewusstsein einer anderen Sache zuwendet, quasi von der Seite her Spontanauftritte der Patienten, die sich mit etwas, was bislang unerhört geblieben oder nicht genügend Beachtung gefunden hat, melden (vgl. Scharff 2014, S.866ff.). Ein theoretisches Verständnis der analytischen Situation, das davon ausgeht, dass Patient wie Analytiker sich allzu leicht auch in einer gemeinsamen Abwehrbastion stabilisieren und sich über den Aufenthalt im bereits Bekannten abzusichern versuchen, ermutigt die Teilnehmer, solchen Spontanereignissen den ihnen gebührenden Platz einzuräumen.

Forschung an den Mikroprozessen, die ›Zeitlupe‹, Erkenntnispotenziale in der ›psychoanalytischen Fundgrube‹

Das klassische Fallseminar versucht in der Regel eine Sicht der aktuellen Übertragungs-Gegenübertragungssituation zu entwickeln, gleich ob dabei zusätzlich biografische Daten oder nur der Stundenverlauf bzw. einzelne Abschnitte der Stunde herangezogen werden (vgl. Dankwardt et al. 2014). Dabei soll dieser besondere Patient in seiner Beziehung zu diesem speziellen Analytiker möglichst gut verstanden werden. Von dieser Aufgabe und der damit verbundenen umfassenderen Zielsetzung ist das hier geschilderte Seminar entbunden, denn es sind ja weitgehend erfundene, aus dem Stundenkontext herausgelöste Spielsequenzen. Vor allem aber begrenzt sich die gemeinsame Forschung auf das Geschehen in kleinen, überschaubaren Minisequenzen. Das nun wiederum eröffnet einen großzügigen Zeit-Raum, wie er in anderen Seminaren nicht zur Verfügung steht: eine spezifische Art ›psychoanalytischer Fundgrube‹. Zunächst einmal gibt es genügend Zeit, den eigenen Eindrücken und Einfällen sorgfältig nachzuspüren und diese dann im Detail per Notiz festzuhalten – eine Phase, die, nachdem die Spielszene beendet ist, für sich leicht fünf Minuten oder mehr in Anspruch nehmen kann. Das je individuell Erlebte wird dann der Gruppe mitgeteilt. Im Anschluss ist viel Zeit, jeden der Einfälle noch einmal aufzunehmen und in der anschließenden Gruppendiskussion kontextuell zu verorten. Die Arbeit an einer Sequenz kann bis zu 45 Minuten in Anspruch nehmen, sodass im Laufe eines anderthalbstündigen Seminars zumeist nicht mehr als zwei Szenen durchgegangen werden.

Es ist dieser Rahmen, der es überhaupt erst möglich macht, dass die vielfältigen Ausdifferenzierungen in der Rezeption einer Vorgabe manifest werden und im Arbeitshorizont der Gruppe zu psychischen Fakten werden, denen man sich jetzt zuwenden kann. Es entsteht ein Denkraum, der es erlaubt, sich nun in meditativer Weise den Phänomenen zuzuwenden und sie zu ordnen. Hier gibt es gewisse Bezüge zu Bion, der außerhalb der Stunden in einem ›meditativen Rückblick‹ mit seinem Grid das psychische Geschehen in der analytischen Situation zu strukturieren versuchte (Bion 1992, S. 136). Casement (1985, S. 54) führt aus, wie man den ›inneren Supervisor‹ stärken kann. Es ist »sehr sinnvoll, klinisches Material außerhalb der Sitzung zu benutzen (oder, um mit Winnicott zu sprechen, damit zu spielen). Auch ein Musiker übt Tonleitern oder macht Fingerübungen, um diese Fähigkeiten zu einem selbstverständlichen Bestandteil seiner Technik zu machen. Das gleiche gilt für Psychotherapie: Wenn ein Therapeut mit seinem Patienten ›musiziert‹, sollte er nicht durch seine technischen Ungeläufigkeiten beansprucht werden. Technisch kann er sich dann schulen, wenn er außerhalb der Behandlung in aller Ruhe mit klinischem Material ›übt‹. Dann ist der Prozess der inneren Supervision auch in Gegenwart des Patienten (dann, wenn er wirklich gebraucht wird) schneller und einfacher durchführbar.«

Theoretische Konzepte werden hier ›bottom up‹ entwickelt und konkrete Erfahrungen im Netzwerk psychoanalytischer Theoreme verortet. Ich erinnere hier nur beispielhaft an die ›Parentifizierung‹ als Reaktion auf das vitalitätsmüde »Hm« des Therapeuten. Weiter an die Identifikation mit der Abwehr des Patienten im »Weichspüler«. Ebenso an die nicht seltene Bereitschaft der Patienten, ihrem Therapeuten – womöglich auf eigene Kosten – zu helfen, ja ihn zu ›retten‹. An den tragischen ›Vertrauensvorschuss‹ im Kontext missbräuchlicher Erfahrungen. An den möglichen Prozess einer ›Transformation‹ vermittels des »Oooh« des Therapeuten.

Die Arbeit an den Minisequenzen macht die traumanaloge Entfaltung psychischer Prozesse anschaulich – etwa wenn erste Eindrücke oft überschrieben und umgeschrieben, ja auch wie fallengelassen werden. Am eindrücklichsten zeigte sich dies im Kontext des verführerischen »Hm«, wenn sich z. B. bei einer Teilnehmerin zunächst Angst und Ärger einstellten, der Therapeut drehe jetzt wohl durch; dies wurde dann aber umgearbeitet in eine Beziehung, die doch zunächst einmal einen Vertrauensvorschuss verdiene. Eine Wendung ins Gegenteil. Aber auch ein verächtlicher Gesichtsausdruck wurde in sein Gegenteil verkehrt und als verführend interpretiert.

Diese Tendenz zur Zensur des aktuell Gefühlten gibt es selbstverständlich auch beim Therapeuten. Ein raumöffnendes, im positiven Fall nach und nach verinnerlichtes Korrektiv vermittelt sich über das Arbeitsklima der Gruppe, das explizit dazu auffordert, seine Einfälle, auch wenn sie nicht ›political correct‹ sind, frei zu äußern. Dies fördert die Dritte-Person-Perspektive: ›Ich merke, wie ich gerade zumache.‹ Die hier für jeden geltende, ausdrückliche Legitimation auch das in Worte zu fassen, was man vielleicht zunächst abweisen will, ist in ihrer Bedeutung

für das Verständnis des je aktuellen Geschehens nicht zu unterschätzen und u. U. ist gerade die Drastik leibhafter Empfindungen von großem, aufschlussreichem Wert. Man braucht also nicht zimperlich zu sein, wenn jemandem einfällt: »Vor die Füße geknallt«, oder »Weg mit dir! Ich will dich wegschieben, du Drama-Queen. Heute bist du mir zu viel« (s. Kap. 6). Stern (2011, S. 190) resumiert: »In Gesprächen über die Supervision angehender Therapeuten ist häufig zu hören, dass all das, was der Auszubildende dem Supervisor nicht erzählt, genau das ist, was in der Sitzung recht eigentlich passiert ist.«
Mehrfach ließ sich auch beobachten, wie der Arbeitsprozess in der Gruppe einen Raum dafür schuf, dass zuvor abgewiesene Gestalten nun doch vollends auf die Bühne bewussterer Wahrnehmung treten und ihren Platz im szenischen Gesamtzusammenhang finden konnten.

So schilderte ich bereits an anderer Stelle, dass sich in der Reaktion auf ein verführerisches »Hm« bei einem Teilnehmer peripher das Wort »drive« gemeldet hatte, mit dem er aber zunächst nichts anzufangen wusste und es auch nicht in seinen Notizen vermerkte. Die Gruppe konnte daran lernen, wie wichtig es ist, gerade Randphänomenen im Bewusstsein Geltung zu verschaffen. Ogden (2004, S. 25 f.) führt zum psychoanalytischen Nutzen der »Träumerei« aus:

»Wie ich bereits erwähnte, können nach meiner Auffassung Träumereien die profansten, alltäglichsten und unspektakulärsten Gedanken, Gefühle, Phantasien, Grübeleien, Tagträume, Körperempfindungen und dergleichen beinhalten, von denen wir gewöhnlich annehmen, dass sie mit dem, was der Patient im betreffenden Augenblick sagt und tut, nicht das Geringste zu tun haben (…).«

Im Übrigen erleben wir etwas Analoges ja auch bei unseren Patienten. Nachdem wir, oft nur fragend, eine bestimmte Vermutung geäußert haben, hören wir nicht selten: »Jetzt wo Sie das sagen, fällt mir ein, was mir vorhin durch den Kopf ging…«

Zu den hier beschriebenen Phänomenen gehört auch, dass manchen Protagonisten erst über die Reaktionen der umsitzenden Gruppenmitglieder in tieferer Weise klar wird, was sie ›eigentlich‹ empfunden haben. Erst nachdem eine ›Patientin‹ gehört hatte, wie die anderen Gruppenteilnehmer ihre ›Analytikerin‹ erlebten, war es ihr möglich, die Tiefe ihrer eigenen Irritation zu spüren: dass sie sich in einem ambitendentem Zustand von Flucht bzw. Kampf befunden hatte, als sie direkt ihrer Analytikerin gegenübersaß.

Die Reaktionen in den Minisequenzen machen weiterhin deutlich, dass zu klären ist: Ob die geäußerte Empfindung einen Selbstzustand beschreibt oder im Sinne eines empathischen Echos den beim Objekt vermuteten Zustand? Oder den eines Dritten?

Wem kommt im aktuellen Geschehen initiale Autorenschaft zu? Was ist ›Zitat‹? Empfindet der Analytiker wie die früheren Objekte – etwa die Eltern, Geschwister – in der Interaktion mit dem Patienten, handelt es sich also um eine komplementäre Übertragung? Oder erlebt er in einer konkordanten Übertragung das Gefühl, welches der Patient seinerzeit selbst empfand (vgl. Racker 2002)? »Wie wir unseren Körper erleben, wird von den Bedeutungen und Fantasien anderer geprägt. Daher erzählt unser Körper die Geschichte mehrerer Generationen. Unsere Körperrepräsentanz geht aus der Verinnerlichung der Körpervorstellungen der anderen Person – der Mutter – hervor. Dies geschieht durch die unbewusste Übermittlung von Gesten, der Körperhaltung, Angewohnheiten, Rhythmen, die allesamt affektbeladene Repräsentanzen des mit der anderen Person interagierenden Selbst enthalten (…).« (Lemma 2018, S. 35)

Eine von ihr berichtete Szene kommentiert Zoubek-Windaus (2019b, S. 5 f.) folgendermaßen: »Die Analytikerin, der Analytiker kann in dieser Szene mindestens 3 Stimmen vertreten: Die bisher ungehörte Stimme des Analysanden, die seiner inneren Objekte und ihre/seine eigene Stimme mit allen bewussten und unbewussten Implikationen. Sie kann tröstende Anwesenheit bedeuten, sie kann das Gewahrwerden von Getrenntheit bedeuten und damit das Gewahrwerden eines sich der eigenen Kontrolle entziehenden anderen Körpers.«

In einer zwischenleiblichen Geste seitens des Analytikers kann sich durchaus ein bedachter Behandlungsschritt manifestieren, durch den z. B. etwas wie ›angeschoben‹ wird (vgl. Bollas 1999,

S. 164). Aber es kann auch vorkommen, dass der Analytiker gewissermaßen gar nicht als er selbst agiert, sondern aus einer projektiven Identifikation heraus handelt und sich im ›Handlungsdialog‹ (Klüwer 1983) befindet.

Auch wenn die aktuelle Spielszene vom Setting her mit einer Aktion des ›Senders‹ beginnt: Ist es nicht so, dass, speziell im mimischen und gesamtkörperlichen Bereich, die ursprüngliche Intention durch den Blick, die Verfassung des Anderen modifiziert wird? Wir lassen die Spielszene mit einer Aktion des Senders beginnen. Geht also der erste Schritt z.B. vom analytiker aus, so könnte es dennoch sein, dass sich in dessen Gesicht bereits etwas von der VErfassung des Patienten wiederspiegelt – analog der Formulierung von Winnicott, dass das Baby sich im Gesicht der Mutter sieht. In diesem Zusammenhang interessant ist folgender Befund aus wissenschaftlichen Untersuchungen zu Übertragung und Gegenübertragung, über die Stern (2011, S. 189) berichtet. Therapiesitzungen mit Patienten, bei denen die Wahrscheinlichkeit eines neuerlichen Suizidversuchs hoch war, wurden mit Video aufgezeichnet. Die Therapeuten konnten nicht voraussagen, wer einen weiteren Versuch unternehmen würde – auf der bewussten Ebene war ihnen das nicht klar. Untersuchte man die Mimik der Patienten mit einem Kodierungssystem der Gesichtsausdrücke, konnte man ebenfalls keine valide Vorhersage treffen. »Als sie aber die Gesichtsausdrücke der behandelnden Therapeuten analysierten, konnten sie mit hoher Sicherheit voraussagen, welcher Patient versuchen würde, sich das Leben zu nehmen!«

Nun kann es aber auch umgekehrt sein, dass sich im Gesicht des Patienten die aktuelle Verfassung des Therapeuten spiegelt. Das Gesicht – wem gehört es? Bolognini (2003, S. 50) zitiert Searles: ›Wem, dem Therapeuten oder dem Patienten, gehören die Gesichtsausdrücke des Therapeuten? (...) Es ist, als hätte ich voreilig mein eigenes Gesicht als meines beansprucht.‹ Und umgekehrt würde ich hinzufügen: Nicht alles ist Projektion des Patienten, gelegentlich hat das, was sich in seinen Mitteilungen ausdrückt, eine komplexe und bei uns selbst liegende Ursache, weil unsere Arbeit sich entsprechend dem Patienten selbst entwickelt. Das müssen wir berücksichtigen.« Auch hier ist wieder zu sagen, dass analoge Phänomene auch im akustischen Bereich vorkommen, d. h., dass sich z.B. im stimmlichen Gestus des Patienten eine Verfassung des Analytikers widerspiegelt, die dieser noch nicht bei sich selbst wahrgenommen hat (vgl. Grier 2019, S. 831).

Es geschieht, dass die Seminarteilnehmer spontan eigene Entdeckungen machen, die in der Literatur von bekannten Analytikern andernorts bereits beschrieben wurden. Dies stärkt das Vertrauen in die eigene Fähigkeit, selbstständig Erkenntnisse von allgemeiner Relevanz zu entwickeln und sie nachträglich womöglich in diesbezüglichen Literaturstellen wiederzufinden. Ich erinnere hier an das »Erstmal durchatmen« zur Konsolidierung des eigenen Körperselbst, in dem sich Winnicotts ›wach, lebendig und gesund bleiben‹ exemplifiziert (s. a. Leikert 2019, S. 133).

Es gehört heute zum ›state of the art‹, dass der Vielzahl analytischer Theorien und ihrer unterschiedlichen Konsequenzen für das je entwickelte Verständnis breiter Raum gegeben wird (vgl. Schneider 2006, S. 925 f.). Es ist aber etwas ganz anderes, im konkreten Prozess der Arbeitsgruppe zu erleben, wie sich die eigene Konzeptualisierung relativiert. Die offene, forschende Atmosphäre im Seminar hilft dabei, die krisenhafte Seite dieser Erkenntnis nicht etwa so zu verarbeiten, dass der eigene Eindruck und dessen konzeptuelle Verarbeitung nicht etwa als falsch abgetan und verworfen werden. »Merleau-Ponty sagt an einer Stelle ausdrücklich und überzeugend: Wahrnehmung bildet eine ›dépossession‹, eine Enteignung des Bewusstsein. Schon in der Wahrnehmung gilt: die Dinge gehören mir nicht.« (Waldenfels 2000, S. 294) Immer wieder stellt sich aber auch die Erkenntnis ein, dass die unterschiedlichen Perspektiven im Gesamt der Situation durchaus ihren Sinn haben. So lässt sich sagen, dass das Seminar aus seinem eigenen Prozess heraus die Tendenz zu monopolisierenden Sichtweisen konterkariert, es macht bescheidener. Aber es gibt jedem Teilnehmer auf dieser Basis seine eigene Stimme – auch und gerade in ihrer Idiosynkrasie als relativ gültige wieder zurück – eine Erfahrung, die sich auch auf das uns gewohnte Fallseminar mit seiner Vielstimmigkeit übertragen wird (vgl. Zwiebel 2019, S. 61 ff.; Leikert

2019, S. 145). Alle Gruppenteilnehmer machen zugleich die Erfahrung, dass im Prozess des Miteinandersprechens etwas Neues entsteht. Hierzu passt eine Äußerung von Waldenfels (2000, S. 63): »Es geht also nicht um ein bloßes Erscheinenlassen dessen, was schon da ist, sondern um ein originäres Zur-Erscheinung-Bringen, in dessen Verlauf die Dinge zu dem werden, was sie sind.« Dieses Ergebnis resultiert jedoch nicht einfach daraus, dass nun alle Äußerungen beliebig aneinandergereiht werden, im Sinne eines letztlich verwirrenden ›anything goes‹. Voraussetzung dafür, dass der eigene Beitrag schließlich seinen Platz im orchestralen Miteinander eines psychoanalytischen Mikro-Kosmos bekommt, ist die strukturierende Aufarbeitung des Materials in der Gruppendiskussion.«

Wie erwähnt, nimmt ja auch der Gruppenleiter selbst mit seinen Einschätzungen am Gruppenprozess teil. Insofern ist dieser Seminartypus ein Beispiel für Transparenz und das Lehren im Rahmen einer flachen Hierarchie. Alle werden Zeuge davon, dass auch die Resonanzen des Gruppenleiters ihre persönliche Einfärbung haben. Zugleich zeigte sich in den meisten Fällen, dass ich, der Gruppenleiter, nicht mehr oder weniger zielsicher war im Erfassen dessen, was der Protagonist hatte ausdrücken wollen. Dies baut Idealisierungen ab. Der Gruppenleiter wird zugleich selbst in einer fragenden Einstellung erlebt, was die Identifizierung mit einer forschenden Einstellung stärkt. Im positiven Fall gilt dies auch für die Vermittlung der theoretischen Konzepte, die der Gruppenleiter zum Verständnis des Materials heranzieht: Bei aller gewünschten Offenheit ist auch hier eine persönliche Auswahl nicht zu umgehen, und bei einem anderen Gruppenleiter würde der Prozess der Aufarbeitung im theoretischen Verständnis ein anderes Ergebnis haben. »Wie wir dem Körper und seiner Geschichte zuhören, wird von der eigenen (körperliche und psychische Elemente umfassenden) Subjektivität der Analytikerin und ihren sie leitenden theoretischen und technischen Prinzipien und Annahmen beeinflusst.« (Lemma 2018, S. 27) Was die Veröffentlichung der Minisequenzen, der Reaktionen der Teilnehmer und der anschließenden Aufarbeitung in der Gruppe angeht, hat das hier gewonnene Material den Vorteil, dass es leichter zu publizieren ist. Einmal wegen der Virtualität der Szenen, zum anderen, weil das Geschehen um die Minisequenzen herum bis auf wenige Ausnahmen, die dann einer Rückfrage bedürfen, eine Abstrahierung erlaubt, die zwar Persönliches enthält, aber nicht wie bei einer normalen Falldarstellung einen Rückschluss auf individuell identifizierbare Personen zulässt.

Wahrnehmungsschulung oder Verführung zur Manipulation?

Das Seminar sensibilisiert die Teilnehmer darin, hineinzuhören in die stimmliche Artikulation: ›Wie spreche ich – wie spricht es aus mir?‹ Aber nicht nur im stimmlichen, auch im mimischen Bereich scheint mir die Entwicklung eines aufmerksameren Gespürs für den eigenen Gesichtsausdruck, den man ja nicht direkt sehen kann, möglich. Wenn wir auf die Spannung unserer Lippen, der Mundwinkel, unserer Stirn bzw. um die Augenpartie herum achten, dann glaube ich, ist es durchaus möglich, unserem eigenen Zustand in gewisser Weise ›ein Gesicht zu geben‹. Hier wirkt im Übrigen auch das genaue Beobachten der Anderen, das man ja eine Weile lang geübt hat, auf die Selbstbeobachtung zurück - auch wenn diese, wie gesagt, dann nicht mehr über den visuellen Kanal geht, sondern über das Erspüren feinster Spannungen im Gesicht und natürlich auch im gesamten Leib.

Fast regelmäßig stellt sich zumeist in den frühen Abschnitten des Seminars die Frage ein: »Ich merke jetzt, wie viel da eigentlich vorgeht, ohne dass ich mir dessen bewusst war – aber wie kann ich das denn jetzt kontrollieren?«

Zunächst einmal ist es verständlich, dass die Verunsicherung, die mit dem Erleben verbunden ist, wie viel uns in unserem eigenen Sprechen mitspielt, ohne dass wir es wollen, in einen verstärkten Kontrollwunsch mündet. Zugleich bietet genau diese besorgte Frage die Gelegenheit, die psychoanalytische Haltung in einer ihrer grundlegenden Dimensionen in das Gedächtnis zu rufen. Es geht nicht um Manipulation und auch nicht um die forcierte Einnahme einer regelkonformen Haltung. Im Gegenteil: Dass wir uns vom Moment mitnehmen lassen, in der Musik, in dem Tanz der Sitzung lebendig mit-improvisieren, dass wir den Verlauf der Stunde nicht planen können und dass wir zulassen, vom Unbewussten der analytischen Beziehung gespielt zu werden – das alles gehört essenziell zur analytischen Situation (vgl. Gabbard & Ogden 2009, S. 323). Dann folgen in einem weiteren Schritt ein innehaltendes Nachspüren und der Versuch zu verstehen: die Einnahme der reflektierenden ›dritten Person-Perspektive‹ (vgl. Stern 2005, S. 51).

Wenn man also im Nachhören auf das eigene Sprechen entdeckt, dass etwas mitgesprochen hat, das der eigenen bewussten Intention zuwiderlief, dann ist damit ja erst ein erster, allerdings wichtiger Schritt in der analytischen Arbeit getan. Der zweite Schritt liegt in der analytischen Reflexion, die um die Frage kreist: Was kann es denn sein, was mich so hat sprechen lassen? Was oder wer hat da aus mir gesprochen? Hat das etwas mit meiner eigenen Geschichte zu tun, welche Punkte wurden da berührt? Ferro (2003, S. 154) spricht in diesem Zusammenhang von den ›Küchenabteilungen‹ und ›privateren Zonen‹ des Lebens und der Geschichte des Therapeuten. Aber auch das muss ja noch nicht den Endpunkt der Reflexion bedeuten. Es wird um die Gewichtung gehen, ob die persönliche Reaktion des Analytikers hier den Raum des Patienten in erheblichem Ausmaß einschränkt. Eine mittlere Positionierung wird der je eigenen Persönlichkeit und Befindlichkeit ihren Raum geben, zugleich aber in der Lage sein, die ebenfalls spezifische Reaktion des Patienten auf die Eigenart seines Analytikers ins Auge zu fassen und womöglich auch zu thematisieren. Es ist nicht gesagt, dass dem Analytiker, der z. B. gerade im Hintergrund auf jemand ganz anderen ärgerlich ist, aus dieser Spannung heraus bei seinen Patienten nicht doch auch zuvor nicht wahrgenommene Aspekte zugänglich werden.

Eine Seminarteilnehmerin hatte als ersten Eindruck etwas Aggressives in der Äußerung einer Patientin wahrgenommen. Sie verwarf ihren Einfall aber. Hatte sie doch vor dem Seminar einen Streit mit ihrem Lebenspartner gehabt. Sie wollte also vorsichtig sein und auf keinen Fall projizieren – was hier aber dazu führte, dass eine zunächst zutreffende Wahrnehmung unterbelichtet blieb.

Wenn es zum Grundsatz der Psychoanalyse gehört, dass der Patient nicht manipuliert wird, heißt dies, dass genau dies nicht doch immer wieder unbewusst, vorbewusst oder sogar manchmal auch bewusst geschieht? Auch an dieser Erkenntnis kommt niemand im Seminar vorbei.

Ich erinnere an die Passage mit dem »Weichspüler« – hier wurde der Analytikerin schnell klar, dass sich gegen ihre bewusste Absicht in ihr Sprechhandeln eine abwehrende Beschwichtigung hineingemischt hatte. Es gab weiter den Analytiker, der sich bewusst vornahm, man müsse einer Patientin doch ohne größere Probleme sagen können, dass eine Stunde in der nächsten Woche ausfällt. Auch er war überrascht von der Art und Weise, wie es dann aus ihm gesprochen hatte. Hier hatte der Analytiker versucht, in einem selbstmanipulativen Vorgang die eigene Angst und Schuld zu überspringen. Wir konnten exemplarisch daraus lernen, dass eigene, als problematisch empfundene Gefühle nicht mit einem Willensakt neutralisiert werden können. Im Gegenteil: Sie figurieren hier als Anforderung, der sich der Analytiker zunächst einmal in einem inneren Arbeitsprozess stellen muss. Erst infolge eines solchen inneren Durcharbeitens wird der Analytiker im günstigen Fall in der Lage sein, annähernd so zu sprechen, wie er sprechen möchte (s. a. Plassmann 2019, S. 86).

Hier ist natürlich auch das Thema der Authentizität berührt. Sie ist unerlässlich, zugleich aber kein Alles-oder-nichts-Zustand, vielmehr gibt es schwankende Grade an Authentizität (vgl. Stern 2011, S. 186). Wie weit kann der Analytiker hinter dem stehen, was er sagt? Setzt er sich eine Maske auf und verbirgt sich hinter allgemeinen Grundsätzen und Formeln (vgl. Stern 2005, S. 230)? Ist hier nicht auch angesprochen, wie man mit dem umgeht, was man in der Supervision oder Intervision gehört hat? Wie immer auch – all diese Äußerungen der Kollegen, so richtig sie auch sein mögen, können nicht im Sinne eines einfachen Rezeptes durch unreflektierte Anlehnung an den analytischen Lehrer oder die Meinung der Kollegen umgesetzt werden. Es bedarf eines kritisch-abwägenden Prozesses innerer Aneignung, in dem sich der Analytiker darüber klar wird, ob er (schon) so weit ist, dass er seine eigenen Äußerungen als glaubwürdig erlebt. Ist dies nicht der Fall, spürt der Patient das sofort. So erlebten wir gelegentlich, dass sich die Reaktionen der Gruppe nicht wie sonst zumeist um eine mehr oder weniger große gemeinsame Schnittmenge zentrierten. Es gab eine Inkohärenz, in der nur schwer ein sinnhaftes Muster auszumachen war. Wir entdeckten dann, dass sich in diesem Ergebnis der Zustand des Senders beim Sprechen spiegelte. Er hatte Schwierigkeiten mit dem im Satz intendierten Affekt gehabt und stand nicht ganz dahinter.

Wenn wir uns all dessen bewusst sind, was gerade erörtert wurde, dann sind schließlich auch einige wenige – allerdings stets spontan induzierte – Situationen denkbar, in denen der Analytiker in einem vorübergehenden, kurzen Rollenspiel seinen Patienten mit einem inneren Thema, einer inneren Objektbeziehung konfrontiert. Darüber berichtet uns Bolognini (2002, S. 758) in einem kleinen Abschnitt, den ich bereits in meinem Buch von 2010 zusammenfassend wiedergegeben habe:

> Am Ende einer Stunde äußert seine Patientin beim Aufstehen von der Couch: »Ich verstehe nicht. Sie werden es mir das nächste Mal erklären.« Bolognini spürt, dass seine Patientin voller Zorn einen Zustand wiedererlebt, in dem sie sich davon ausgeschlossen fühlt, in die Lage zu kommen, etwas zu verstehen. Der Analytiker bedauert, dass er nicht die richtigen Worte gefunden hat, um ihre Furcht vor ihrem Vater zu beschreiben, der sie ›unten halten möchte‹, damit er ›oben bleiben kann‹. Innerlich geht er ihre Worte noch einmal durch: ›Ich verstehe nicht... Sie werden es mir das nächste Mal erklären.‹ Mittlerweile stehen sie nun beide, beide ›oben‹. Einer Intuition folgend, inszeniert sich Bolognini nun in folgender Weise: Er nimmt eine Miene der Überlegenheit an, anmaßend und selbstzufrieden, und erklärt in einer unangenehmen Weise, wobei er jedes Wort betont: »Wir werden sehen, ob mir der Sinn danach steht, es Ihnen zu erklären...« (Übers. J. S.) Seine Patientin versteht sofort, dass er eine Rolle spielt und seine damit verbundene Absicht, sich in das gefürchtete Objekt zu verwandeln und ihm Stimme zu geben. Beide lachen sie und der Abschied gestaltet sich nun spürbar entspannt.

Bolognini kommentiert, dass er mit seinem Vorgehen, welches er mit dem Begriff *»Interpretaction«* fasst, ein intrapsychisches Objekt *sichtbar* machte. Für einen solchen Moment kreativen Spiels seien die Bedingungen nur sehr selten gegeben, sie seien nicht vorhersehbar und programmierbar, könnten auch nicht Stil werden. Mit folgender Erläuterung zu einem weiteren Fallbeispiel präzisiert Bolognini (2003, S. 58), was in solchen Momenten geschieht: »Was uns an diesem Material interessiert, ist der Aufstieg eines Zuschauers auf die Bühne: Der Analytiker ›tritt‹ technisch mittels der bewussten Verwendung des Interpsychischen in das Intrapsychische der Patientin ein. Die bewusste Dramatisierung betrifft in diesem Fall eine innere Bühne, die paradoxerweise von einem äußeren Besucher beleuchtet wird, der – sicher nicht ganz zufällig – eine offene Tür gefunden hat, von der aus er hineinschaut, um eine bestimmte Veränderung hervorzurufen. ›Deuten‹ ist ein Begriff, der in diesem Fall auf die theatralische Bedeutung ausgedehnt wird, eine Gestalt zu verkörpern, die mit einem Auftrag zur Veränderung und mit technischem Wissen die Szene betritt und über das Interpsychische einen Zugang zum Traumbild erhält (…).«

Ist auch die normale analytische Situation ein klinisches Rollenspiel?

Ja und Nein. Stern (2011, S. 99 f.) äußert sich zu dem, »was in den täglichen Interaktionen zweier Menschen oder auch unter besonderen Umständen, beispielsweise im Behandlungszimmer, geschieht. Auch eine normale Interaktion ist eine Darbietung: Mimik, Körper, Tonfall etc. des Sprechers und des Zuhörers sind eine ›Show‹ für den Anderen und für sie selbst, eine Show mit raschen Veränderungen des Arousals, Interesses und der Lebendigkeit. Von außen betrachtet, ist eine solche Interaktion ein Duett.« Im landläufigen Sinn jener Spielform, bei der alle Beteiligten die gleiche Lust am Gewinnen antreibt, wetteifern wir jedoch in der Therapie nicht mit unseren Patienten – auch wenn Psychoanalysieren durchaus auch Lust bereiten kann und soll, wenn dadurch die grundsätzlich asymmetrische Position beider Beteiligten gewahrt bleibt (vgl. Schleske 2019, S. 225). Und was die Spielregeln angeht: Sie werden zwar vom Analytiker vorgegeben, haben aber den Sinn, dem Patienten so weitgehend wie möglich sein (Übertragungs-) Spiel zu ermöglichen – eine Situation, in der der Analytiker vom methodischen Prinzip her nicht als gleichberechtigter oder sogar tonangebender Spieler figuriert, sondern sich primär als Antwortender zur Verfügung stellt (vgl. Leikert & Scharff 2013, S. 129 ff.; Waldenfels 2019, S. 284). Dass der Patient vom Analytiker zugleich in ein komplexes Spiel hinein verführt wird, habe ich im Anschluss an Pinsky oben bereits ausgeführt. Die Formulierung ist so konzis, dass ich sie hier noch einmal wiederholen möchte: »Die Situation ist real, ist irreal; sie ist inszeniert, sie ist das wirkliche Leben; sie ist persönlich, sie ist unpersönlich; (...) sie beginnt mit einem ›Nein‹ und schürt ein ›Ja‹; sie bietet Sicherheit, diese Sicherheit facht an; (...) sie verbietet, sie erlaubt; sie enttäuscht; (...) sie ist ›auf Wahrhaftigkeit aufgebaut‹ (...).«

Wenn es also nicht einfach Spiel, aber doch auch Spiel ist – manche Analytiker betrachten mit Winnicott die therapeutische Situation als ein Spiel –, wie ist es dann mit der Rolle? Auch hier möchte ich mit einem Ja und Nein antworten. Ja, die therapeutische Situation definiert sich dadurch, dass der Therapeut sich in Übernahme einer professionellen Rolle den allgemeinen ethischen und berufsspezifischen Standards entsprechend verhält (vgl. Pollak 2020, S. 406), aber er wird es zugleich als dieser ›spezifische Mensch‹ tun (vgl. Kobylinska-Dehe 2019, S. 1). Und auch vom Patienten wird in gewisser Weise erwartet, dass er sich den Regeln des psychoanalytischen Settings entsprechend rollenkonform verhält. Diese Rollenanweisungen drängen aber aus der methodischen Grundsituation der Psychoanalyse heraus auf ihr Gegenteil, etwa das Agieren und Enactment (vgl. Schneider 2006, S. 910; Klüwer 1983; Jacobs 1986; Sandler 1974). Es sind diese Prozesse, die uns, oft in leidvoller Verstrickung, den unmittelbarsten Zugang zum analytischen Verstehen verschaffen. Indem das Seminar die Wahrnehmung für das schärft, was allen Beteiligten entgegen ihrem bewussten Wollen stets mitspielt, fördert es die Erkenntnis der hier angespielten komplexen Zusammenhänge. Ein professionelles Verständnis unserer Rolle verlangt von uns ein Bewusstsein dessen, dass wir uns, wie in diesem Text immer wieder ausgeführt, in der therapeutischen Situation nie einfach an einem Ort ›außerhalb‹ befinden, der uns die ausgewogene Beschreibung des Geschehens erlaubt, sondern dass wir uns zunächst doch meist ›mittendrin‹ befinden und aus dieser Situation heraus, wenn es uns gelingt, zu einer professionellen Rebalancierung im neuen Verständnisrahmen finden. Man kann auch sagen: In diesen Momenten geht der Analytiker in seiner Rolle auf, er spielt sie nicht.

Denkbare Modifikationen und Erweiterungen, Grenzen

Manche der Teilnehmer entwickeln ein so großes Interesse am Geschehen, dass sie über mehrere Semester an den Seminaren teilnehmen. Das Grundmuster bleibt sich gleich (Stimme, Mimik, Gesamtgestus), sodass ein Einstieg jedes Semester möglich ist. Für alle Beteiligten, die länger bei der Sache bleiben, einschließlich meiner selbst, lassen sich dabei ein anhaltendes, forschend-neugieriges Interesse und eine fortwährende Weiterentwicklung im differenzierenden Gewahrwerden feststellen.

Sollte man Videoaufnahmen einbeziehen? Das würde weitere Detailstudien ermöglichen, bedürfte aber eines größeren technischen Aufwandes. Zugleich sorgt die Konzentration auf das, was die Teilnehmer in einem aktuellen Moment wahrgenommen haben, der sich nicht wiederholen, sondern nur in seiner Resonanz erfassen lässt, für eine größere Nähe zur klinischen Situation in der Realität.

Ist dem Analytiker in der Minisequenz das Wie und Was seiner Antwort freigestellt, dann ergeben sich fließende Übergänge zu weiter zunehmender Realitätsnähe, wenn der Analytiker implizit so antwortet, wie er auch sonst im therapeutischen Alltag reagiert hätte. In einer vertrauten und kontinuierlich miteinander arbeitenden Gruppe sind hier vertiefte Anwendungsmöglichkeiten im kollegialen Austausch denkbar.

Aus der inneren Logik einer *Spielszene* folgt, dass traumatische Einbrüche, Borderline-Zustände und psychotische Verfassungen im Rahmen des Seminars nur schwer als absichtlich intendierte Minisequenzen darzustellen sind; ich habe dies bislang noch nicht versucht. Die allgemeine Wahrnehmungsschulung dürfte aber eine erhöhte Sensibilität für Brüche, Intrusionen, »eingekapselte Engramme« (Leikert 2019, S. 93 f.; Grier 2019, S. 848) usw. mit sich bringen. Exemplarisch für diese innere Wendung steht eine Bemerkung von Stoupel (2020, S. 75): »So fiel mir auf, dass ich meine körperlichen Reaktionen, die bei schwierigen Patienten ja vielfach bedrängend und lähmend sind, bislang eher als eine störende Begleiterscheinung empfunden habe, ohne vollumfänglich wahrzunehmen, dass sie zu Zeiten die einzig verlässliche Informationsquelle sind, um mit den primitiven unbewussten Schichten der Persönlichkeit in Kontakt zu kommen.« Im positiven Fall resultiert eine erhöhte Durchlässigkeit, die ich hier in Analogie zu den entwicklungspsychologischen Beschreibungen von Miller (2019, S. 153) setze:

»Wir stellen oft fest, dass viele unserer nicht-neurotischen, also psychotischen, Borderline- oder psycho-somatischen Patienten schon früh mit Problemen der Durchlässigkeit ihrer primären Umgebung konfrontiert worden sind. Mit Durchlässigkeit meine ich die aktive und spontane Fähigkeit des primären Objekts, eine gewisse Passivierung aufrecht- und auszuhalten, um dem Kind zu ermöglichen, eine normale projektive Identifikation auszuführen, ohne exzessive Anstrengungen unternehmen zu müssen, in das Objekt einzudringen, mit anderen Worten, ohne zu verzweifelt zu einem Übermaß an projektiver Identifizierung Zuflucht nehmen und ein wiederholtes Scheitern erleben zu müssen. Durchlässigkeit ist sowohl eine psychische als auch eine körperliche Qualität, aber in frühen Stadien wird sie vom Kind vorwiegend körperlich erlebt.«

Zugleich vermittelt das Seminar auch, dass bei aller Schulung des Gespürs schwer zugängliche Bereiche bleiben, die den Psychoanalytiker an die Grenzen seines Verstehens bringen. Miller (ebd. , S. 157) fährt fort: »Oft beklagen sich Patienten, durch die Analyse verstünden sie nun zwar die meisten der Mechanismen, die zu den Kompromissbildungen geführt haben, aus denen sich ihr Leben zusammensetzt. Jedoch, fügen Sie dann hinzu, habe dies letztlich nichts an ihrer Wiederholung negativer Muster verändert [...]. Wir können aber die Kritik nicht völlig von der Hand weisen, denn sie verweist auf eine mögliche abwehrende Spaltung zwischen den intellektuellen Funktionen des Ichs, die natürlich für den Prozess notwendig sind, und der Durcharbeitung aller körperlichen Komponenten durch den Analytiker und seinen Patienten. Die Situation klar zu verstehen und diese Klarheit dem Patienten auch zu kommunizieren, ist eine wichtige Aufgabe des Analytikers, solange es nicht verhindert, dass es auch zu Momenten plötzlichen Aufreißens kommen kann, in denen wir diese Klarheit verlieren und auf einen Kurs geraten, auf dem wir scheinbar im Dunkeln tappen und als Analytiker das Gefühl zu haben, ›abzudrehen‹. Ich glaube, wenn solche Momente während einer Analyse nicht eintreten, wird diese Analyse eher zu einem intellektuellen Verstehen führen als zu tatsächlichen Umwandlungen in der Struktur des Körper-Ichs.«

Seine Ausführungen zu »Körper und Sprache« beschließt Küchenhoff (2019, S. 168) folgendermaßen: »Wir müssen freilich den Horizont erweitern und nicht nur mit einem dritten Ohr hören, also dem Hörgerät, das seit Theodor Reik ins Unbewusste hineinzuhören erlaubt, sondern gleichsam mit einem vierten Ohr, dass es uns erlaubt, in den Bereich der Zwischenleiblichkeit und auch in den Bereich der Negativität vorzudringen, mit einem vierten Ohr, das auf das zu hören erlaubt, was nicht mehr aus Tönen besteht, sondern aus Schweigen, aus Stille, aus der Abwesenheit eines Lautes, mit anderen Worten: mit einem vierten Ohr, das auch die Abschottung und sogar die Zerstörung von Erfahrung als Darstellung, als Repräsentation versteht und das Repräsentation nicht mehr auf den Einzelnen beschränkt, sondern als intersubjektiven Prozess ernst nimmt.«

8. Konsequenzen

Die Ausführungen in diesem Buch gehen davon aus, dass der Leib eine grundlegende Gegebenheit des Lebens ist, die alle weiteren psychischen Funktionen trägt (vgl. Merleau-Ponty 1966, S. 377; Lemma 2018, S. 29). »Körperliche Bewegungen (und natürlich die Reaktionen anderer auf diese Bewegungen) kündigen die Linien der Intentionalität an, Gesten bilden die Konturen der sozialen Kognition. In diesem allgemeinen *und* grundlegendsten Sinn trägt das Embodiment die Psyche.« (Lemma 2018, S. 32) Patient und Analytiker kommunizieren vermittels ihres Leibes und nehmen eben diese Kommunikation mit in ihren Leib auf. In diesem Prozess gehören sie sich nie ganz selbst, und gleichzeitig spielt in ihrem beidseitigen aufeinander Antworten die je eigene Persönlichkeit mit. Unsere unumgängliche Subjektivität umfasst eine leibliche Dimension und äußert sich in unserer leiblichen Präsenz und der dazugehörigen emotionalen Atmosphäre. »Die analytische Arbeit verlangt, dass wir nicht nur den Körper der Patientin oder des Patienten, sondern auch unseren eigenen Körper im Auge behalten, um unsere körperbedingten ›blinden Flecken‹ zu überwachen.« (ebd., S. 48) Zugleich gibt uns unsere leibliche Gegenübertragung, in der wir uns unserer eigenen Sinne bedienen, wertvolle und unverzichtbare Hinweise im Versuch, unseren Patienten zu verstehen (vgl. Waldenfels 2019, S. 129 f.). Mag dies auch noch so unwillkommen sein – wir achten auf alle Formen leiblichen Unbehagens, auf Müdigkeit, Schläfrigkeit, Übelkeit, Atembeklemmungen, aber auch auf Befindlichkeiten eigentümlicher Erregung und intrusiver Präokkupation mit dem Leib des Patienten.

Das Seminar mit seinen Miniinszenierungen vermittelt auf höchst anschauliche Weise, dass der Analytiker nicht draußen vor, sondern in den allermeisten Fällen zunächst einmal mitten drin ist – bis ihm dann im positiven Fall in einem weiteren Schritt eine reflektierende Distanz den verstehenden Zugang zu dem, was gerade geschieht, erlaubt.

Über die Erfahrungen in der Seminargruppe wird unmittelbar zugänglich, dass es nicht so etwas gibt wie einen objektiven Auslöser, sondern dass all das, dem man mit Freud die Realität eines ›Tagesrestes‹ zuschreiben kann, sofort in ganz persönlicher Weise ›verträumt‹ wird. Dieses Verträumen selbst wiederum verläuft nicht entlang einer geradlinigen Spur, sondern ist selbst wieder multidimensional und vielgestaltig. Über die Aufarbeitung der Minisequenzen in der Gruppe wird man sich somit der großen Bedeutung des »Zuhörens auf das Zuhören« (Faimberg) bewusst. Dieses Zuhören ist aber nicht nur nach außen gerichtet, sondern auch auf das eigene Selbst in seiner Artikulation, auf die eigene Gestik, die eigene Verlautbarung. Die Gruppe hilft, das innere Ohr für die eigenen Ober- und Untertöne im WIE des Sprechens zu sensibilisieren. Dabei machen alle die Erfahrung, dass das, was sich schließlich ausspricht, in der jeweiligen Performanz weit entfernt liegen kann von dem, was man in der Vorstellung hatte sagen wollen.

Diese Erkenntnis wird hier nicht abstrakt vermittelt, sondern ganz konkret darüber, dass alle Gruppenmitglieder sich gemeinsam auf eine gerade erlebte Szene beziehen, die noch in Aller Erinnerung ist – es gibt eine gemeinsame Erfahrung, an der jeder mit Leib und Seele beteiligt war und ist.

Dabei wird nun allgemein gelernt, wie wichtig es ist, neben der Aufmerksamkeit für das, was uns der Patient inhaltlich über seine Worte mitteilt, gleichzeitig auf das zu achten, was der Patient uns leiblich, mimisch-gestisch mitteilt. Grier (2019, S. 841) wirbt für einen »bi-auditory«-Prozess, in dem der Analytiker sozusagen mit zwei Ohren hört: das eine fokussiert auf die verbale Ebene, das andere auf die Musik hinter den Worten. Er fährt fort: »Ich habe mir angewöhnt, zumindest teilweise jeder Musik zuzuhören, die im Gegensatz zu meiner bewussten Stimmung steht, die mir ungebeten im Verlaufe der Sitzung in den Sinn kommt. Meine erste Tendenz war gewöhnlich, solch eine Musik aus meinem Geist zu entfernen, wenn sie auftrat, genau deswegen, weil sie mich daran hinderte, mich auf die verbale Ebene zu konzentrieren, und wie eine Ablenkung empfunden wurde. Es fühlte sich sogar unethisch an, dem seine Aufmerksamkeit zu schenken. Aber jetzt versuche ich, dafür aufmerksam zu bleiben, weil die Erfahrung gelehrt hat, dass zumindest manchmal die Musik das ist, wie mein Unbewusstes mir einen ganz anderen Set von Gefühlen kommuniziert, die irgendwo herumlauern, ob nun im Patient, in mir oder zwischen uns.« (Übers. J. S.) Gumbrecht (2012, S. 343) führt aus, wie »jeder menschliche Kontakt mit den Dingen der Welt sowohl eine Bedeutungs- als auch eine Präsenzkomponente enthält (...)«. Hören wir Musik, bzw. hören wir in die Musik hinter, oder besser ›in‹ den Worten, so geben wir für eine Weile mehr dem präsentischen Erleben Raum.

Es verschärft sich auch die Wahrnehmung für die Tatsache, dass der Patient und natürlich auch der Analytiker neben und in enger Verbindung mit dem inhaltlich Ausgetauschten ständig mit der Frage beschäftigt ist, wie sich das intersubjektive Beziehungsfeld regulieren und moderieren lässt. Wie steht es gerade zwischen uns, was kommt dem einen oder dem anderen gerade zu nahe, was kann oder kann gerade nicht aktuell vertieft werden? Hier geht es um die Wahrnehmung der Qualität des »Zwischen«, die sich im Kontext der zwischenleiblichen Einwirkung aufeinander hier und jetzt entfaltet.

Das Mäandern im Gruppenprozess, die Vielfalt der Verständnisfiguren, die modifiziert, überschrieben, verworfen und wieder neu aufgenommen werden, lässt vor Ort erleben, dass psychotherapeutische Prozesse, um noch einmal Stern zu zitieren, ›ungenau‹ sind. Dies fördert eine angemessene Bescheidenheit einerseits, andererseits aber auch eine produktive Neugier für das nicht Abschließbare psychischer Verständnisbildung.

Ausgehend von dem konkret Erfahrenen bereitet es gleichzeitig große Lust, in bestimmten Momenten theoretische Konzepte heranzuziehen, in denen ein vorübergehender Halt im Schwebezustand des Verstehens gefunden werden kann. Ja, Theorie fördert und öffnet die Wahrnehmung, genauso wie sie im nächsten Schritt dann wieder im negativen Sinn allzu sichere Zuflucht bietet und den Zugang zum aktuellen Verständnis versperrt.

In den Stunden mit meinen Patienten frage ich mich, oft gegen einen gewissen inneren Widerstand: ›Wie geht es mir gerade? In welcher leiblichen Verfassung befinde ich mich?‹ Die Frage klingt banal, ist es aber keinesfalls. Je mehr ich mich mit diesem Thema beschäftige, umso mehr merke ich, wie stark bewusste und unbewusste Normierungen den Weg zur Wahrnehmung meiner aktuellen Befindlichkeit verstellen. Es ›soll‹ mir in einer bestimmten Weise gehen, ich soll aufmerksam und zugewandt sein, ein verlässlicher Therapeut sein, ausgeglichen und abwartend, mit der Fähigkeit, schließlich die Dinge aber auch auf den Punkt zu bringen. Es braucht immer wieder Mut, gestützt von methodischem Halt, zu erspüren, wie es ›mir mit uns‹ in diesem Moment ›wirklich‹ geht. Dabei gilt: Was gerade geschieht, ist auch mir nicht so leicht zugänglich und keineswegs so eindeutig, wie ich mir das gerne wünschte. Es ist oft hochkomplex, vielschichtig, mehrdeutig, polyphon. Im Buch von 2010 (S. 17 f.) schrieb ich, dass »der Analytiker vermittels einer geschulten Aufmerksamkeit auch für die sinnlich-gestische Ebene der Interaktion sowohl über eine verbesserte Wahrnehmung für die aktuelle Hintergrundbefindlichkeit seines Patienten als auch für spezifische Aktualisierungen unbewusster Szenen verfügt. Dies hilft ihm, aus der Fülle theoretischer Verständnismöglichkeiten zu einer genaueren Feinabstimmung bezüglich dessen zu kommen, was sich gerade inszeniert.« Geht nach der Lektüre meiner jetzigen Ausführungen dieser Boden verloren? Relativiert sich mit einem Mal alles? Nein. Die praktische Erfahrung im Seminar zeigt, dass es durchaus eine gewisse Schnittmenge, ein einigermaßen adäquates Erfassen der aktuellen Situation gibt. Es lehrt aber genauso, wie unterschiedlich die Akzentuierungen dann im Einzelnen doch wieder sein können. Es zeigt uns, welche Beweglichkeit vom Analytiker gefordert ist, sein aktuelles Verständnis noch einmal ins Offene zu stellen, anderen Perspektiven und der nichtlinearen, unvorhersehbaren Entwicklung in der Stunde Raum zu geben (vgl. Stern 2005, S. 187).

Im Prozess der Stunde müssen wir natürlich irgendwann den Raum auch wieder schließen (vgl. Schneider 2003 zu ›Fokalität‹ und ›Afokalität‹). Wir sollten uns aber immer dessen bewusst bleiben, dass das, was so evident erschien, schon bald wieder durch eine neue Frage, eine aktuelle Situation und andersartige Konfiguration überholt ist (vgl. Zwiebel 2017, S. 172 ff.). Stets lauert die Verführung, sich auf nur ein Segment zu fokussieren, das Spiel mit den vielen anderen Möglichkeiten zu schnell auszuschließen bzw. in die potenzielle Vieldeutigkeit des Geschehens nicht weiter hineinzuspüren. Hier kommen einem die Erfahrungen im Seminar zu Hilfe. Das Erlebnis der vielfältigen Klang- und Bewegungsdynamiken, der Ergänzungen, Nuancierungen und Widersprüche in unserem Forschungslabor wirkt im Hintergrund als lebendiger Bezugs- und Resonanzraum, als unausgesprochene Potenzialität fort. Es steigert die Empfänglichkeit für die oft aus dem Leiblichen kommenden unerwarteten Wendungen, für die Ko-Kreativität in einem dyadischen Prozess mit emergenten Eigenschaften, die etwas entstehen lassen, was vorher nicht existiert hat (vgl. Stern 2005, S. 166). Deuten, so zeigt sich, hilft nur weiter, wenn es »aus einem leiblichen Mitspielen entspringt« (Waldenfels 2019, S. 195). Und es zeigt sich erneut, wie unverzichtbar der Austausch im kollegialen Gruppenraum ist.

Bei der Supervision achte ich darauf, dass mir der Supervisand nicht gleich aus dem Protokoll etwas berichtet, sondern gebe Raum für eine zunächst allgemeine Beschreibung, wie es denn aktuell so geht. In diesen Minuten stellt sich oft etwas Atmosphärisches ein, und es verkörpert sich die aktuelle Situation in der Behandlung im supervisorischen Raum. Im Übrigen ergibt sich aus allem, was in diesem Buch erörtert wurde von selbst, dass in schriftlichen Berichten über Behandlungsstunden die leibliche Dimension nicht mehr fehlen darf.

Die Erfahrungen im Seminar machen uns vertraut mit dem ›performativen Überschuss‹ – damit, dass uns immer etwas mitspielt, das wir nicht direkt beeinflussen können. Müssen wir diesen Einfluss immer haben, müssen wir uns all dessen bewusst sein? Keineswegs – ohne den Verlass auf die vielfältigen subliminalen Regelungsprozesse wüssten wir gar nicht mehr, wo wir überhaupt beginnen sollten. Als Analytiker wissen wir aber, dass die Fehlabstimmungen und Traumata der Vergangenheit in der analytischen Situation auf Wiederholung drängen; will man es positiv formulieren: Den Analytiker dem Test unterwerfen, ob es diesmal anders ausgehen kann als damals und Entwicklungsfähigkeit wieder möglich ist. Hier ist die Wachsamkeit des Analytikers gefordert, ebenso wie in all den Momenten, wo therapeutische Prozesse sich festgezogen haben in starren gegenseitigen Positionszuweisungen und die beidseitige Antwortfähigkeit verloren gegangen ist. Dann wird dem Analytiker all das, was dieses Seminar zu schulen versucht, zu Hilfe kommen können: das Innehalten, das erneute Hinein- und Nachhören in das eigene Sprechen, die Sensibilisierung für all die gestisch-mimischen Aspekte, in der die beiden Protagonisten der Situation etwas miteinander machen und handeln, das ihnen bislang noch nicht klar geworden ist, das aber im Sinnlichen heraufdämmert und das auf ein analytisches Verständnis verbunden mit alternativer Erfahrung wartet. Dieses Neue wird sich seiner Verankerung im zwischenleiblichen Geschehen verdanken.

9. Anhang
Auswahl möglicher Vorgaben

Stimme: *Einwürfe* – »Hm«, »Ach so« usw. – variiert im stimmlichen Gestus, z. B.:

- tragend, haltend, interessiert, begleitend (so, wie wir es uns wünschen)
- fragend
- müde
- gereizt-ärgerlich, überrascht, von oben herab, belehrend, kritisch, übermüdet-resigniert, endlich kapiert?!, ungeduldig
- verführerisch, genüsslich

Stimme: *Sätze*, ebenfalls in unterschiedlichem stimmlichen Gestus (s. o.)

Patient:

- Ihre Praxis gefällt mir.
- Ich fühle mich irgendwie glücklich, wenn ich an Sie denke.
- Ich habe neulich einen Traum gehabt, da waren wir uns sehr nahe.
- Ich bin so froh, dass ich zu Ihnen kommen kann!
- Sie sind der/die Einzige, der/die mich versteht.
- Das ist der einzige Ort hier, an dem ich mich geborgen fühle.
- Ich weiß, Sie halten zu mir!

- Mich schicken Sie immer pünktlich hinaus.
- Sie sehen die Fehler immer nur bei mir und nicht bei den anderen.
- Das hilft mir alles nicht weiter.
- Ich verstehe nicht, was sie meinen / was Sie mir damit sagen wollen.
- Sie verstehen gar nicht, was ich sagen wollte.
- Sind Sie noch da?
- Ich habe das Gefühl, Sie sind so weit weg.
- Verstehen Sie?!
- Ich habe das Gefühl, Sie hören mir gar nicht zu.
- Sie sehen gar nicht, wie schlecht es mir geht.
- Das letzte Mal fühlte ich mich nicht verstanden.
- Ich habe keine Ahnung, worauf Sie hinaus wollen.

- Sie wollen immer in allem eine Bedeutung sehen.
- Sie sehen heute aber müde aus.

- Am Wochenende ging es mir wieder schlecht.
- Ich weiß gar nicht, womit ich beginnen soll.

- Meinen Sie nicht auch, dass das gemein / ungerecht / aggressiv ist?
- Ich verstehe überhaupt nicht, warum der / die sich so aufregt.
- Die / der hat was gegen mich – das sage ich Ihnen doch immer wieder.

- Ich habe solche Angst.
- Wenn ich nur daran denke, wird mir schon schlecht.
- Der Traum war so schrecklich, dass ich ihn lieber nicht erzählen will.
- Ich kann darüber nicht sprechen!

- Irgendwie riecht es nicht gut hier.
- Haben Sie eigentlich gelüftet vor der Stunde?
- Sie haben mir das falsche Kissen hingelegt.
- Auf dem Klo fehlt Toilettenpapier.
- Heute hat es aber lange gedauert, bis Sie mir die Türe geöffnet haben.

- Ich kann mich mit meinen Ferien nicht nach Ihnen richten.
- Ich möchte die Stunden reduzieren.
- Kann ich nicht öfter zu Ihnen kommen?
- Können wir die nächste Stunde verlegen?
- Alles muss mal ein Ende haben.

Analytiker:

- Moment, jetzt habe ich Schwierigkeiten, Ihnen zu folgen.
- Vorhin sagten Sie aber…
- Sie waren heute zu spät?
- Manchmal gibt es ja auch so die Frage, ob man selbst auch etwas zu so einer Situation beigetragen hat.
- Ich frage mich gerade, ob man das, was Sie gerade geschildert haben, vielleicht auch anders sehen / verstehen könnte.
- Wir müssen langsam zum Ende kommen.
- Ich merke gerade – die Stunde ist überzogen.
- Ob Sie das eigentlich etwas ärgerlich gemacht hat, was ich gerade sagte?
- Ob Sie sich durch das, was ich gerade sagte, irgendwie beschämt / nicht verstanden / kritisiert fühlten?
- Kann es sein, dass Sie überhört haben, dass ich vorhin meinte…?
- Ich erinnere gerade, dass Sie vorhin erwähnten…
- Können Sie das noch einmal wiederholen?
- Ich versuche einmal zusammenzufassen, was ich glaube, verstanden zu haben…
- Im Grunde geht es doch darum, dass…
- Mir scheint, dass Sie sich vielleicht manchmal nicht ganz dessen bewusst sind, dass…
- Ich freue mich, Sie (wieder) zu sehen.

Alle diese Verlautbarungen können entweder im Modus ›nur Stimme‹ oder als gesamtkörperliche Äußerung inszeniert werden.

Mimik

Patient oder Analytiker:

- Trauer, Schreck, Angst, Ekel, Wut, Verachtung und Freude.
- Die Qualität eines Schweigens
- Verführung, Klammern, schlecht gelaunt, vorwurfsvoll, unterwürfig, depressiv, belastet, verzweifelt, schüchtern, sehr angespannt, maskenartiges Lächeln, kritisches Mustern…

Analytiker:

Gibt sich als der gute Papa, die gute Mamma, der gute Onkel, Kumpel; der Oberaufseher, Lehrer, Voyeur; zweifelt an, ist gelangweilt, befremdet, geängstigt, genervt, will sich nicht vereinnahmen lassen. Versteht nicht, kann nicht folgen, fühlt sich überflutet, fühlt sich schuldig…

Gesamtgestus

Hier lassen sich zum Beispiel die Begrüßung oder das Ende der Stunde inszenieren, auch das Initialschweigen bzw. Passagen in der Stunde, in denen einer der beiden Protagonisten im gesamten leiblichen Gestus einer bestimmten Gefühlslage und Verfasstheit Ausdruck gibt. Ebenso lassen sich prototypische Äußerungen, wie beispielhaft oben bei ›Stimme‹ beschrieben, gesamtszenisch realisieren.

10. Literatur

Anzieu, D. (1991 [1985]): Das Haut-Ich. Frankfurt a. M. (Suhrkamp).

Argelander, H. (1970a): Das Erstinterview in der Psychotherapie. Darmstadt (Wiss. Buchges.).

Argelander, H. (1970b): Die szenische Funktion des Ichs und ihr Anteil an der Symptom- und Charakterbildung. Psyche - Z Psychoanal 24, 325–345.

Austin, J.L. (1972 [1962]): Zur Theorie der Sprechakte. Übers. E. von Savigny. Stuttgart (Reclam).

Bion, W. R. (1992 [1963]): Elemente der Psychoanalyse. Frankfurt a. M. (Suhrkamp).

Bion, W. R. (2006) [1970]: Aufmerksamkeit und Deutung. Frankfurt a. M. (Brandes & Apsel) 3. Aufl. 2019.

Bohleber, W. (2007): Der Gebrauch von offiziellen und von privaten impliziten Theorien in der klinischen Situation. Psyche – Z Psychoanal 61, 995–1016.

Bohleber, W. (2018): Übertragung – Gegenübertragung – Intersubjektivität. Zur Entfaltung ihrer intrinsischen Komplexität. Psyche – Z Psychoanal 72, 702–733.

Bollas, C. (1999): The Mystery of Things. London, New York (Routledge).

Bolognini, S. (2002): The Analyst at work. Two sessions with Alba. Int J Psychoanal 83, 753–759.

Bolognini, S. (2003): Intrapsychisches – Interpsychisches. EPF Bull 57, 42-61.

Bolognini, S. (2007): »Jedes Mal« – Psychische Äquivalenz und Konsubstanzialität: Vergangenheit, Gegenwart, gefürchtete Zukunft und zukünftiges Potential in der analytischen Erfahrung. EPF Bull 61, 160–171.

Bucci, W. (1997): Psychoanalysis and cognitive science: a multiple code theory. New York (Guilford Press).

Bucci, W. (2008): The Role of Bodily Experience in Emotional Organization: New Perspectives on the Multiple Code Theory. In: F. S. Anderson (Hrsg.): Bodies in Treatment. New York, London (The Analytic Press), 51–76.

Casement, P. (1989 [1985]): Vom Patienten lernen. Stuttgart (Klett-Cotta).

Christian-Widmaier, P. (2008): Nonverbale Dialoge in der psychoanalytischen Therapie. Eine qualitativ-empirische Studie. Psychosozial-Verlag (Gießen).

Dankwardt, J. F., Schmithüsen, G. & Wegener P. (2014): Mikroprozesse psychoanalytischen Arbeitens. Frankfurt a. M. (Brandes & Apsel).

Dejours, C. (2019): Die beiden Körper: der biologische und der erotische Körper. EPF Bull 73, 18-31.

Faimberg, H. (2001): Dem Zuhören zuhören. Historische Wahrheiten und Verleugnung. In: W. Bohleber & S. Drews (Hrsg.): Die Gegenwart der Psychoanalyse – die Psychoanalyse der Gegenwart. Stuttgart (Klett-Cotta), 424–434.

Ferro, A. (2003): Die Person des Analytikers, seine Selbstanalyse und seine Funktionsebenen. EPF Bulletin 57, 153–163.

Ferro, A. (2009): Psychoanalyse als Erzählkunst und Therapieform. Gießen (Psychosozial-Verlag).

Fonagy, P., Gergely, G., Jurist, E.L. & Target, M. (2006): Affektregulierung, Mentalisierung und die Entwicklung des Selbst. Stuttgart (Klett-Cotta).

Fonagy, P. & M. Target (2007): The rooting of the mind in the body: New links between attachment theory and psychoanalytic thought. J Am Psychoanal Ass 55, 411-456.

Freud, S. (1905e): Bruchstück einer Hysterie-Analyse. GW 5, 161–286.

Freud, S. (1917a): Eine Schwierigkeit der Psychoanalyse. GW XII, 3–12.

Freud, S. (1923b): Das Ich und das Es. GW 13, 237–289.

Gabbard, G. O. & Ogden, T. H. (2009): On becoming a psychoanalyst. Int J Psychoanal 90, 311-327.

Geißler, P. (2009): Analytische Körperpsychotherapie. Eine Bestandsaufnahme. Psychosozial-Verlag (Gießen).

Geißler, P. & Heisterkamp, G. (Hrsg.) (2007): Psychoanalyse der Lebensbewegungen. Wien - New York (Springer).

Goetzmann L. & Ruettner, B. (2007): »Explosionen, Bildung, Totes und Schrumpfungsprozesse« - zur Focusing-Wahrnehmung des Körpers in der Gegenübertragung. Psyche – Z Psychoanal 61, 137-150.

Green, A. (1993): Die tote Mutter. Psyche – Z Psychoanal 47, 205-240.

Gumbrecht, H. U. (2012): Präsenz. Berlin (Suhrkamp).

Heimerl, B. (2017): »Wir müssen für heute schließen.« Zum Beendigungssatz einer analytischen Sitzung aus literaturwissenschaftlicher und psychoanalytischer Perspektive. Psyche – Z Psychoanal 71, 214–234.

Jacobs, T. J. (1986): On countertransference enactments. J Am Psychoanal Ass 34, 289–307.

Jacobs, T. J. (1994): Nonverbal communications: some reflections on their role in the psychoanalytic process and psychoanalytic education. J Am Psychoanal Ass 42, 741–762.

Jullien, F. (2013): China und die Psychoanalyse. Fünf Konzepte. Wien (Turia+Kant).

Klüwer, R. (1983): Agieren und Mitagieren. Psyche – Z Psychoanal 37, 828–840.

Klüwer, R. (2009): Ein integratives Modell psychoanalytischer Ausbildung. Psyche – Z Psychoanal. 63, 237–255.

Knoblauch, S. H. (2000): The musical edge of therapeutic dialogue. Hillsdale N.J., London (The Analytic Press).

(2019): Vom Leib zum phantasmatischen Körper – Bewegung, Berührung, Phantasie. Psyche – Z Psychoanal 73, 523–545.

Kobylinska-Dehe, E. (2020): Leib, Körper, Embodiment – eine Sprachverwirrung? Vortrag gehalten auf dem 1. Symposion ›Leiblichkeit, Transformation, Behandlungstechnik‹ in Frankfurt a. M., 15. Februar 2020.

Krause, R. (2012): Allgemeine psychodynamische Behandlungs- und Krankheitslehre. Stuttgart (Kohlhammer).

Kristeva, J. (1978): Die Revolution der poetischen Sprache. Frankfurt a. M. (Suhrkamp).

Küchenhoff, J. (2006): Das Ringen um Nähe und Distanz: … dort, wo ich berühre, werde ich auch berührt. Vortrag im Rahmen der 56. Lindauer Psychotherapiewochen.

Küchenhoff, J. (2007): Körperinszenierungen. In: P. Geissler u. G. Heisterkamp (Hrsg.): Psychoanalyse der Lebensbewegungen. Wien / New York (Springer), 23–38.

Küchenhoff, J. (2012): Körper und Sprache. Theoretische und klinische Beiträge zu einem intersubjektiven Verständnis des Körpererlebens. Gießen (Psychosozial-Verlag).

Küchenhoff, J. (2019): Körper und Sprache. EPF Bull 73, 161–169.

Leikert, S. (2007): Die Stimme. Transformation und Insistenz des archaischen Objekts – Die kinetische Semantik. Psyche – Z Psychoanal 61, 463–492.

Leikert, S. (2008): Sexualität, Begehren, Intersubjektivität. Von der Musik des Sprechens in der klinischen Begegnung. In: A. Springer, K. Münch u. D. Munz (Hrsg): Sexualitäten. Gießen (Psychosozial-Verlag), 199–214.

Leikert, S. (2019): Das sinnliche Selbst. Das Körpergedächtnis in der psychoanalytischen Behandlungstechnik. Frankfurt a. M. (Brandes & Apsel).

Leikert, S. & Scharff, J. M. (2013): Korrespondenzen und Resonanzen. Psychoanalyse und Musik im Dialog. Frankfurt a. M. (Brandes & Apsel).

Lemma, A. (2018): Der Körper spricht immer. Körperlichkeit in der psychoanalytischen Therapie und jenseits der Coach. Aus d. Engl. übers. v. L. Apsel, Frankfurt a.M. (Brandes & Apsel).

Leuzinger-Bohleber, M. (2019): Das Leib-Seele-Problem erneut betrachtet. Aus dem interdisziplinären Dialog zwischen Psychoanalyse und Embodied Cognitive Science. EPF Bull 73, 110–125.

Leuzinger-Bohleber, M., Robert N. Emde, Rolf Pfeifer (Hg.) (2013): Embodiment – ein innovatives Konzept für Entwicklungsforschung und Psychoanalyse. Göttingen (Vandenhoeck & Ruprecht).

Lombardi, R. (2019): Das Erwachen des Körpers. EPF Bull 73, 291–299.

Lorenzer, A. (1981): Das Konzil der Buchhalter. Die Zerstörung der Sinnlichkeit. Eine Religionskritik. Frankfurt a. M. (Europäische Verlagsanstalt).

Lorenzer, A. (2002): Die Sprache, der Sinn, das Unbewußte. Psychoanalytisches Grundverständnis und Neurowissenschaften. Hrsg. v. U. Prokop. Stuttgart (Klett-Cotta).

Merleau-Ponty, M. (1966 [1945]): Phänomenologie der Wahrnehmung. Berlin (De Gruyter).

Merleau-Ponty, M. (1993 [1969]): Die Prosa der Welt. München (Fink).

Merleau-Ponty, M. (2003): Das Auge und der Geist. Philosophische Essays. Hamburg (Meiner).

Merleau-Ponty, M. (2004 [1964]): Das Sichtbare und das Unsichtbare. München (Fink).

Miller, P. (2019): Durcharbeiten des Körper-Ichs im analytischen Prozess. EPF Bull 73, 152–160.

Moser, T. (2007): Supervision als Rollenspiel. Stuttgart (Pfeiffer bei Klett-Cotta).

Moser, T. & Pesso, A. (1991): Strukturen des Unbewußten: Protokolle und Kommentare. Stuttagart (Klett-Cotta).

Moser, U. & Zeppelin, I. (2004): Borderline: Mentale Prozesse in der therapeutischen »Mikrowelt«. Psyche – Z Psychoanal 58, 634–648.

M`Uzan, M. de (2003): La séance analytique, une zone érogène? Rev Fr Psychanal 67, 431–439.

Niedecken, D. (2010): Musik als ungesättigte Deutung. Psyche – Z Psychoanal 64, 505–525.

Nissen, B. (2018): Frei-schwebend zum Ereignis. Der Prozess zur Deutung. Psyche – Z Psychoanal 72, 847–868.

Ogden, Th. H. (1992): The primitive edge of experience. London (Maresfield Library).

Ogden, Th. H. (1994): The analytic third – working with intersubjective clinical facts. Int J Psychoanal 75, 3–20.

Ogden, Th. H. (2004): Gespräche im Zwischenreich des Träumens. Psychosozial-Verlag (Gießen).

Pflichthofer, D. (2008a): Performanz in der Psychoanalyse: Inszenierung – Aufführung – Verwandlung. Psyche – Z Psychoanal 62, 28–60.

Picht, J. (2013): Musik und Psychoanalyse hören voneinander – zum gegenwärtigen Stand einer künftigen Beziehung. In: Picht, J. (Hrsg): Musik und Psychoanalyse hören voneinander. Gießen (Psychosozial-Verlag), 17–36.

Picht, J. (2018): Dimensionen des Geschehens und das Phantasma der Begegnung. Psyche – Z Psychoanal 72, 869–892.

Plassmann, R. (2017): Affektresonanz und Prozessresonanz. Über intersubjektive Kommunikationsprozesse in der Psychotherapie. Ein Fallbericht. Arbeitstagung der Deutschen Psychoanalytischen Vereinigung Ulm, 3.–6. Mai 2017, 214–222.

Plassmann, R. (2019): Psychotherapie der Emotionen. Die Bedeutung von Emotionen für die Entstehung und Behandlung von Krankheiten. Gießen (Psychosozial-Verlag).

Pollak, T. (2020): Psychoanalyse im Richtlinien-Korsett. Zur Regulierung psychoanalytischer Behandlungen im Rahmen der Krankenversicherung. Psyche – Z Psychoanal 74, 395–420.

Quinodoz, D. (2003a [2002]): Words that touch. A Psychoanalyst learns to speak. London (Karnac). Dtsch: Worte, die berühren. Eine Psychoanalytikerin lernt sprechen. Frankfurt a. M. (Brandes & Apsel), 3. Aufl.

Racker, H. (2002): Übertragung und Gegenübertragung. München (Reinhardt).

Reich, W. (1971 [1933]): Charakteranalyse. (Erweiterte Fassung). Köln (Kiepenheuer & Witsch).

Reik, T. (1983) [1948]: Hören mit dem dritten Ohr. Die innere Erfahrung eines Psychoanalytikers. Frankfurt a. M. (Fischer).

Sandler, J. (1976): Gegenübertragung und Bereitschaft zur Rollenübernahme. Psyche – Z Psychoanal 30, 297–305.

Sandler, J. (1983): Die Beziehungen zwischen psychoanalytischen Konzepten und psychoanalytischer Praxis. Psyche – Z Psychoanal 37, 577–595.

Scharff, J. M. (2010): Die leibliche Dimension in der Psychoanalyse. Frankfurt a.M. (Brandes & Apsel).

Scharff, J. M. (2014): Musikalische Aspekte des analytischen Dialogs. Psyche – Z Psychoanal 68, 866-885.

Schleske, G. (2019): Lust und Liebeswünsche im Spielraum der analytischen Arbeit. In: P. Bründl & H. Timmermann (Hrsg): Geschlechterdifferenzen im Spielraum. Entwicklung und therapeutische Prozesse bei Mädchen und Jungen. Jahrbuch der Kinder- und Jugendlichen-Psychoanalyse Bd., 8. Frankfurt a.M. (Brandes & Apsel), 218–231.

Schmidt, M. G. (2014): Der Einfluss der Präsenztheorie auf die psychoanalytische Behandlungstechnik. Psyche – Z Psychoanal 68, 951–970.

Schneider, G. (2003): Fokalität und Afokalität in der (psychoanalytischen) tiefenpsychologisch fundierten Psychotherapie und Psychoanalyse. In: A. Gerlach, A.-M. Schlösser & A. Springer (Hrsg.): Psychoanalyse mit und ohne Couch. Haltung und Methode. Gießen (Psychosozial-Verlag), 108–125.

Schneider, G. (2006): Ein «‹unmöglicher› Beruf» (Freud) – zur aporetischen Grundlegung der psychoanalytischen Behandlungstechnik und ihrer Entwicklung. Psyche –Z Psychoanal 60, 900–931.

Schneider, G. (2007): Ein »›unmöglicher‹ Beruf« (Freud) – das aporetische Prinzip in der Reflexion der psychoanalytischen Behandlungstechnik. Psyche – Z Psychoanal 61, 657–685.

Selow, E., Staehle, A., Scharff, J. M., Schneider G. & Zwiebel, R. (2018): Die Ambivalenz gegenüber der Psychoanalyse. Arbeitstagung der Deutschen Psychoanalytischen Vereinigung, Frankfurt a. M., 28. Februar bis 3. März 2018, 338–352.

Stern, D. N. (1992 [1985]): Die Lebenserfahrung des Säuglings. Stuttgart (Klett-Cotta).

Stern, D. N. (2005): Der Gegenwartsmoment. Veränderungsprozesse in Psychoanalyse, Psychotherapie und Alltag. Frankfurt a. M. (Brandes & Apsel).

Stern, D. N. (2011): Ausdrucksformen der Vitalität. Die Erforschung dynamischen Erlebens in Psychotherapie, Entwicklungspsychologie und den Künsten. Frankfurt a. M. (Brandes & Apsel).

Stern, D. N., et al. (The Boston Change Process Study Group) (2012 [2010]): Veränderungsprozesse. Ein integratives Paradigma. Aus d. Amerik. Übers. v. E. Vorspohl. Frankfurt a. M. (Brandes & Apsel), hier: S. 68.

Storck, T. (2019): Das dynamisch Unbewusste. Stuttgart (Kohlhammer).

Stoupel, D. (2020): Den Körper denken. Koreferat zum Vortrag von Uta Karacaoğlan. Arbeitstagung der Deutschen Psychoanalytischen Vereinigung, Bad Homburg, 20.-23. November 2019, 75–82.

Streeck, J. & U. Streeck (2000): Zur Mikroanalyse sprachlichen und nichtsprachlichen Interaktionsverhaltens in therapeutischen Dialogen. Bielefeld (ZiF).

Streeck, U. (2002): Über nicht-sprachliche Kommunikation in therapeutischen Dialogen. Psyche – Z Psychoanal 56, 247–274.

Volz-Boers (2016): Resonanz im Körper des Analytikers. Das Konzept der sensorisch-intuitiven Haltung. In: Walz-Pawlita, S., B. Unruh u. B. Janta (Hrsg): Körper-Sprachen. Gießen (Psychosozial–Verlag), 141–152.

Waldenfels, B. (2000): Das leibliche Selbst. Vorlesungen zur Phänomenologie des Leibes. Frankfurt a. M. (Suhrkamp).

Waldenfels, B. (2019): Erfahrung, die zur Sprache drängt. Studien zur Psychoanalyse und Psychotherapie aus phänomenologischer Sicht. Frankfurt a. M. (Suhrkamp).

Winnicott, D. W. (1974 [1971]): Vom Spiel zur Kreativität. Stuttgart (Klett-Cotta).

Winnicott, D. W. (1994 [1988]): Die menschliche Natur. Stuttgart (Klett-Cotta).

Wolfe, H. (2019): Der Körper und die erotische Übertragung: Patient, Analytiker und Durcharbeiten. EPF Bull 73, 52–60.

Zoubek-Windaus (2019a): Tango und Mikroprozesse in der psychoanalytischen Situation. Forum Psychoanalyse. Online Veröff. 30. Okt. 2019.

Zoubek-Windaus (2019b): 10. Seminar zur Frequenz Theorie und Praxis – 10 Jahre Frequenzseminar, was hat sich entwickelt? Vortrag am Frankfurter Psychoanalytischen Institut, 9. Februar 2019.

Zwiebel, R. (2010 [1992]): Der Schlaf des Analytikers. Die Müdigkeitsreaktion in der Gegenübertragung. Stuttgart (Klett-Cotta).

Zwiebel, R. (2017): Vom Irrtum lernen. Stuttgart (Klett-Cotta).

Zwiebel, R. (2019): Die innere Couch. Psychoanalytisches Denken in Klinik und Kultur. Gießen (Psychosozial-Verlag).

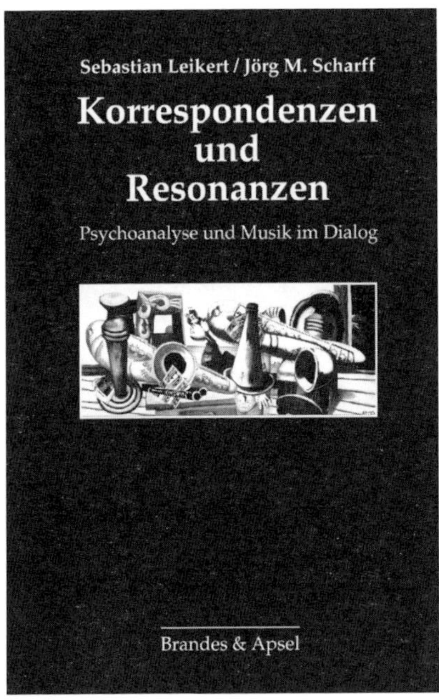

Sebastian Leikert /
Jörg M. Scharff

Korrespondenzen und Resonanzen

Psychoanalyse und Musik im Dialog

164 S., 20,7 x 14,5 cm,
geb. mit Fadenheftung und Lesebändchen
19,90 €
ISBN 978-3-95558-008-7

Das Buch widmet sich einer detaillierten phänomenologischen Beschreibung der psychischen Vorgänge beim Musizieren und fragt: Welche neuen und von der Musik her entwickelten psychoanalytischen Begriffe benötigen wir, um den Transformationsprozessen gerecht zu werden, die sich im Subjekt mit der Musik ereignen?

Zugleich eröffnen sich dem psychoanalytischen Praktiker bislang nur wenig erforschte Verständniszugänge, wenn er sein Ohr für die musikalische Dimension der analytischen Situation sensibilisiert. Es erschließen sich ganz neue Sichtweisen, wenn man Patient und Analytiker in ihrer Interaktion auch als Musik- und Geräuschproduzenten versteht, die auf musikalische Weise vielfach wechselseitig aufeinander einwirken.

»Zwei Psychoanalytiker und Musikkenner erörtern behutsam, sorgfältig und höchst eindrucksvoll die psychischen Vorgänge beim Musizieren und beim Erleben von Musik. Ebenso spüren sie den musikalischen Faktoren im therapeutischen Dialog nach.«

(Prof. Dr. Ulrich Mahlert, neue musikzeitung, Nr. 12/13-1/14)

»Das Buch bietet in vielerlei Hinsicht Denkanstöße. Die Exploration des musikalisch-ästhetischen Erlebens mittels der Theorie der kinästhetischen Semantik wird zum Brennglas für die Erforschung der leiblich-sinnlichen Ebene des psychoanalytischen Prozesses.«

(Maria Becker, Psyche, 2/2014)

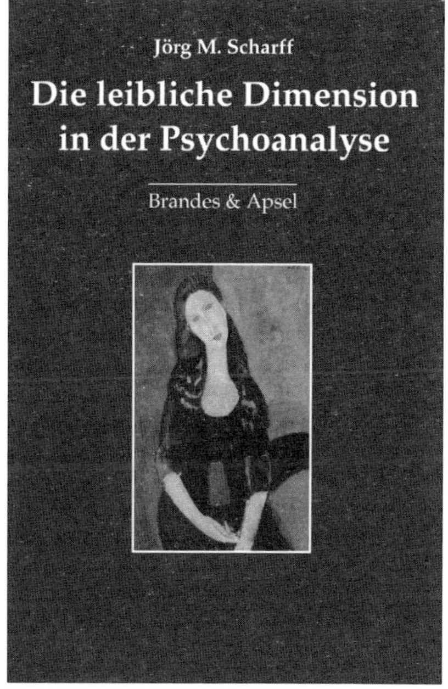

Die Psychoanalyse befasst sich seit jeher mit dem Leiblichen, sieht sie es doch in enger Verbindung mit der triebhaften Natur des Menschen. Scharff wirbt für eine Einstellung, die das Unbewusste nicht aus seiner Einbettung in das Sinnliche löst, sondern genau das in die Analyse integriert.

Für das Verständnis des Patienten haben Scharffs Ausführungen insofern große Bedeutung, als der Analytiker vermittels einer geschulten Aufmerksamkeit auch für die sinnlich-gestische Ebene der Interaktion dann sowohl über eine verbesserte Wahrnehmung der Hintergrundbefindlichkeit seines Patienten als auch für die spezifischen Aktualisierungen unbewusster Szenen verfügt.

Voraussetzung für eine solchermaßen aufgefächerte und differenzierte Wahrnehmung ist, dass der Analytiker in der Sitzung in »verkörperter Aufmerksamkeit« wach, präsent und lebendig ist und somit einen guten Zugang zur eigenen leiblichen Befindlichkeit und den mit ihr assoziierten sinnlichen Empfindungen hat.

Jörg M. Scharff

Die leibliche Dimension in der Psychoanalyse

208 S., 14,5 x 20,7 cm, geb. mit Fadenheftung und Lesebändchen
19,90 €
ISBN 978-3-86099-678-2

»Endlich ist es so weit: Jörg Scharff, der sich in den letzten Jahren einen Namen gemacht hat (...), gibt ein eigenes Buch heraus. (...) Scharff ist Psychoanalytiker mit Leib und Seele, aber er ist einer derjenigen, die über den Tellerrand hinausschauen. (...) weit mehr als eine Sammlung von Aufsätzen (...) klare, aber zugleich gut verstehbare psychoanalytische Sprache (...) Scharffs Verständlichkeit ist beeindruckend, ja vorbildhaft und verweist auf ein feines Gespür, was man dem Leser zumuten kann.«

(Peter Geißler, Psychoanalyse & Körper 18, 2011)

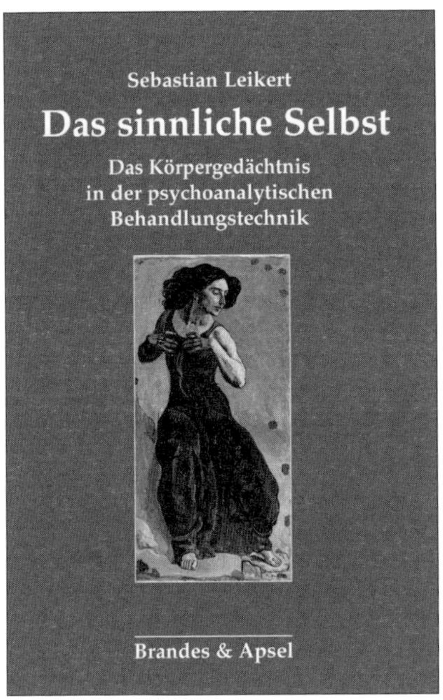

Sebastian Leikert

Das sinnliche Selbst

Das Körpergedächtnis in der psychoanalytischen Behandlungstechnik

308 S., 15,5 x 23,5 cm,
geb. Großoktav
34,90 €
ISBN 978-3-95558-216-6

»Leikert legt hier einen Text vor, der von der Breite des Nachspürens und -denkens zeugt, wie sie der Psychoanalyse eigen ist. Seine Verbindungen zur Musiktheorie, zur musikalischen Resonanz im Spüren und Fühlen, sind wunderbar zu lesen.«

(Bernd Kuck, in: Zeitschrift für Individualpsychologie)

»Leikert zeigt, dass das sinnliche Selbst gegenüber dem Verbalen eigenständig ist und im Therapieprozess eigenen Regeln folgt. Ein wertvolles Buch für die psychodynamische Behandlungspraxis, eine hervorragende Forschungsstudie.«

(M. und W. Prankl auf kultur-punkt.ch)

»Er schreibt nicht über Neurosen, die mit den herkömmlichen Instrumenten von durchdachter Übertragung und Gegenübertragung lege artis zu kurieren wären, sondern über traumatische Störungen, die das vitale Körperselbst außer Funktion gesetzt haben. Was er erlitten und gefunden hat sind neue Zugänge zu den ›eingekapselten Missempfindungen‹ ohne die so wünschenswerte Symbolisierungen, die die Sprache zum Hauptinstrument der Genesung macht.«

(Tilmann Moser)

» Leikerts neue Arbeit ist ein wertvoller Beitrag, die Psychoanalyse aus ihrer Einengung auf Bewusstes und Kognitives zu befreien und sie um die Dimensionen des Sinnlichen zu erweitern. Er unternimmt diese Fortentwicklung des Modells mit überzeugender klinischer Kompetenz und mit beeindruckender modelltheoretischer Sorgfalt. Leikert ist ein großartiger Kliniker und Theoretiker.«

(Reinhard Plassmann, Tübingen)

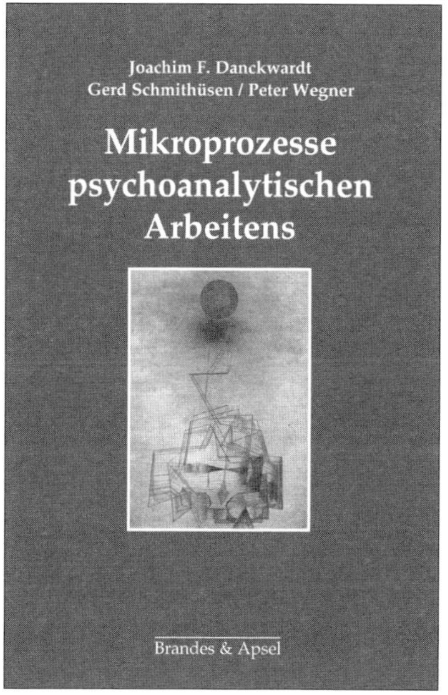

Joachim F. Danckwardt / Gerd Schmithüsen / Peter Wegner

Mikroprozesse psychoanalytischen Arbeitens

188 S., 23,5 x 15,5 cm, Pb. Großoktav
24,90 €
ISBN 978-3-95558-068-1

Die psychoanalytische Behandlungstechnik hat sich in den letzten hundert Jahren beeindruckend entwickelt. Die detaillierte Untersuchung klinischer Prozesse hat zu einer beachtlichen Ausdifferenzierung der psychoanalytischen Theorie geführt.

Das Buch stellt eine differenzierte und systematische Untersuchung von Mikrobewegungen in psychoanalytischen Prozessen dar. Als Pilotstudie rückt sie kleinteilige Prozesselemente in den Vordergrund und zeigt, dass man mit einer solchen Untersuchung zu hilfreichen Einsichten und Fortschritten im Verständnis von Behandlungsprozessen kommen kann.

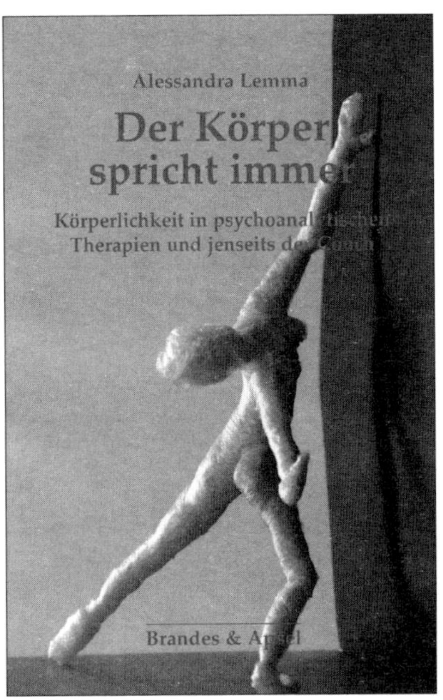

Alessandra Lemma

Der Körper spricht immer

Körperlichkeit in psychoanalytischen Therapien und jenseits der Couch

296 S., 15,5 x 23,5 cm,
Pb. Großoktav
29,90 €
ISBN 978-3-95558-213-5

»Lemma ist eine der führenden Figuren der modernen Psychoanalyse. Ihr Beitrag zum Verständnis dieses fundamentalsten aller psychoanalytischen Belange – unsere Beziehung zu unseren Körpern – ist immens und nimmt weiter zu. Dieses Buch ist eine unerlässliche Inspirationsquelle, die Klinikerinnen und Klinikern helfen wird, zuzuhören und die tiefsten Sorgen ihrer Patientinnen und Patienten klarer zu verstehen. Eine außergewöhnliche Leistung.«

(Peter Fonagy, Freud Memorial Professor und Leiter des Research Department am University College London)

»Dies ist eine innovative Behandlung eines faszinierenden Themas. Der Körper spricht immer ist ein Muss.«

(Antonino Ferro, Präsident der Italienischen Psychoanalytischen Gesellschaft und Mitherausgeber des International Journal of Psychoanalysis)

»Faszinierend bleiben die ausführlichen Fallberichte, die auch den Leser das Leid der Autorin mitfühlen lassen. Neben dem großen Glanzstück „Von der Couch auf die Toilette" sind Kapitel über Filme, Körperleben in der Pubertät und dem Nutzen der virtuellen Welt als Flucht vor dem Körper, Transsexualität und Sendungen im Reality-TV rühmend hervor zu heben. Auch sie in orthodoxer Disziplin glänzend gedeutet. Ein Berichts- und Lehrbuch, unerhört lesenwert, ein Gesundbrunnen für klassisch arbeitende Analytiker.«

(Tilmann Moser, in: Deutsches Ärzteblatt PP)

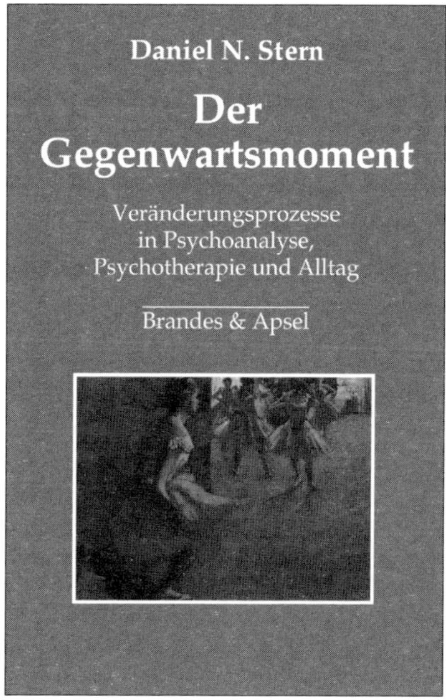

Daniel N. Stern

Der Gegenwartsmoment

Veränderungsprozesse in Psychoanalyse, Psychotherapie und Alltag

288 S., 20,7 x 14,5 cm,, Pb.
29,90 €
ISBN 978-386099-817-5

Stern erläutert die Unberechenbarkeit und »Ungenauigkeit« des therapeutischen Prozesses und untersucht, wie Vergangenheit und Gegenwart in der Therapie aufeinanderprallen und im Moment ihrer Kollision Möglichkeiten zu Veränderung und Weiterentwicklung eröffnen können. Indem er den Gegenwartsmoment ins Zentrum der Psychotherapie rückt, läßt Stern wichtige Themen in einem ganz neuen Licht erscheinen, etwa die Fragen, wie sich therapeutische Veränderung vollzieht, was in einer Therapie wirklich wichtig ist und wie unser Zusammensein mit dem Anderen unsere Vergangenheit umschreiben und unsere Zukunft verändern kann.

»Der eigentlich neue und originelle Beitrag der Stern-Forschergruppe gründet im Beharren auf der zentralen Bedeutung vorsprachlicher Begegnung als eigentlich relevantes therapeutisches Geschehen.«
(Dr. phil. Dipl.-Psych. Vera Kattermann, Deutsches Ärzteblatt PP)

»Mit seinem Werk »Die Lebenserfahrung des Säuglings« leitete Daniel Stern einen Paradigmenwechsel ein. Ich glaube, dies ist ihm erneut gelungen. Der Gegenwartsmoment *ist ein brillantes und bahnbrechendes Werk.«*
(Ethel Spector Person)

»Sterns Der Gegenwartsmoment *ist ein höchst innovatives, ja radikal innovatives Buch. Die Anwendung auf die klinische Psychoanalyse ist faszinierend und überzeugend zugleich.«*
(J. Brunner)